Einlagen

D1620815

# Bücherei des Orthopäden

Beihefte zur Zeitschrift für Orthopädie
vereinigt mit »Aktuelle Orthopädie«

Herausgegeben von
P. Otte und K.-F. Schlegel

Band 55

Joachim Grifka

# Einlagen

Indikation, Verordnung, Ausführung

35 Abbildungen

 Ferdinand Enke Verlag Stuttgart 1989

**Dr. med. Joachim Grifka**

Orthopädische Universitätsklinik
St. Josef-Hospital
Gudrunstr. 56, 4630 Bochum

**CIP-Titelaufnahme der Deutschen Bibliothek**

**Grifka, Joachim:**
Einlagen: Indikation, Verordnung, Ausführung / Joachim Grifka. – Stuttgart: Enke, 1989
  (Bücherei des Orthopäden; Bd. 55)
  ISBN 3-432-98161-9
NE: GT

**Wichtiger Hinweis**

*Geschützte Warennamen (Warenzeichen) werden nicht besonders kenntlich gemacht. Aus dem Fehlen eines solchen Hinweises kann also nicht geschlossen werden, daß es sich um einen freien Warennamen handelt.*

Das Werk, einschließlich aller seiner Teile, ist urheberrechtlich geschützt. Jede Verwertung außerhalb der engen Grenzen des Urheberrechtsgesetzes ist ohne Zustimmung des Verlages unzulässig und strafbar. Das gilt insbesondere für Vervielfältigungen, Übersetzungen, Mikroverfilmungen und die Einspeicherung und Verarbeitung in elektronischen Systemen.

© 1989 Ferdinand Enke Verlag, P.O. Box 10 12 54, D-7000 Stuttgart 10 – Printed in Germany

Satz und Druck: Heinz Neubert GmbH, 8580 Bayreuth
Filmsatz 10 / 11 p Times, System MCS 10

# Vorwort

Die Orthesenversorgung ist ein bedeutendes Gebiet der Orthopädie. In der Diskussion stehen häufig Rumpforthesen im Vordergrund. Die rein zahlenmäßig wesentlich häufigere Einlagenversorgung ist bislang in der wissenschaftlichen Diskussion von nachgeordnetem Interesse. Ein Grund hierfür mag die für den einzelnen kaum überschaubare Fülle von verschiedenen Formen und Materialien sein. Für eine gezielte, differenzierte Indikationsstellung sind jedoch spezielle Kenntnisse erforderlich. Auf ein entsprechendes Fachbuch zur problemkonzentrierten Orientierung konnte bislang nicht zurückgegriffen werden.

Mit dem vorliegenden Buch steht nun eine umfassende und doch komprimierte Darstellung zur Verfügung, in der die über Jahre gesammelten Erfahrungen in der Einlagenversorgung auf aktuellem Stand zusammengefaßt sind. Das Buch gibt zu den wichtigen Fragen der Indikationsstellung und genauen Ausführung und Überprüfung der Einlage detailliert Auskunft. Durch seinen übersichtlichen Aufbau ermöglicht es bei anstehenden Entscheidungen den schnellen Zugriff zu der jeweils zu versorgenden Fußveränderung.

Als Ärzte haben wir die Verpflichtung, das mit unserem Therapiekonzept angestrebte Behandlungsziel so effizient wie möglich zu erreichen. Diese Effizienz der Therapie ist seit jeher Behandlungsgebot. Sie wird lediglich unter dem Kostendruck im Gesundheitswesen erneut betont. Dieses Buch gibt eine Hilfe für die tägliche Praxis an die Hand, um das therapeutische Optimum sachgerecht zu erzielen.

Für den Techniker gibt das Buch über die theoretischen Grundlagen des Behandlungskonzeptes hinaus Hinweise für die spezielle Ausführung. So wird das praktische Vorgehen vom Gipsabdruck bis zur Einlagenkontrolle und zu therapiegerechten Korrekturmaßnahmen aufgezeigt.

Ich wünsche diesem Buch als Beitrag zur Verständigung zwischen Arzt und Techniker und zur Förderung der patientenorientierten Zusammenarbeit den gebührenden Erfolg.

Prof. Dr. med. *Jürgen Krämer*

# Inhalt

# 1 Einleitung

Eine zielgerichtete Einlagentherapie bedarf genauer Kenntnisse über physiologische Zusammenhänge und Grenzbereiche krankhafter Entwicklung sowie der medizinischen und technischen Möglichkeiten der Behandlung.

In diesem Randgebiet der medizinischen Versorgung ist die enge Zusammenarbeit zwischen Arzt und Techniker (Orthopädiemechaniker- oder Orthopädie-Schuhmachermeister) in besonderem Maße erforderlich. Die nahezu unüberschaubare Vielfalt von Materialien, Formen und verschiedenen Therapiemöglichkeiten verlangt eine gegenseitige Abstimmung, mit welchen Mitteln das angestrebte Therapieziel erreicht werden kann. Von Seiten des Arztes ist es notwendig, das Therapieziel in Kenntnis der technischen Möglichkeiten klar zu umreißen. Von Seiten des Technikers kommt es darauf an, das angestrebte Ziel durch die exakte, sachgerechte Ausarbeitung umzusetzen. Die so hergestellte Einlage beurteilt letztlich der Patient, der sie akzeptieren und benutzen muß. Der schlechteste Therapieversuch ist die Verordnung und Herstellung einer Einlage, die schließlich in einer Schublade landet, anstatt im Schuh ihren Dienst zu versehen.

Die adäquate Einlagenversorgung und die Zufriedenheit des Patienten stehen in unmittelbarer Beziehung zueinander. Die Therapiegrundsätze für eine optimale Versorgung richten sich nach dem Krankheitsbild, um die eingetretenen Beschwerden oder Veränderungen zu behandeln, sie müssen gewissen Erwartungen des Patienten nachkommen, um das Ziel auch in dieser Hinsicht individuell umsetzen zu können.

## Forderungen der Richtlinien

Neben den Kenntnissen über die Möglichkeiten müssen von Arzt und Techniker bestimmte Anforderungen an die Verordnung und Ausführung erfüllt werden. Die Krankenkassen-Spitzenverbände und die Kassenärztliche Bundesvereinigung haben im „Bundesausschuß der Ärzte und Krankenkassen" Richtlinien über die Verordnung von Heil- und Hilfsmitteln (Richtlinien 1986) erstellt. Darin wird auf das Gebot der **Wirtschaftlichkeit** des angestrebten Behandlungszieles durch eine zweckmäßige und ausreichende Versorgung mit Heil- und Hilfsmitteln unter Vermeidung entbehrlicher Kosten hingewiesen. Bei der Verordnung muß der Grundsatz der Notwendigkeit und Wirtschaftlichkeit beachtet werden.

Für den **Inhalt** der Verordnung wird verlangt, daß alle für die individuelle Versorgung und Therapie erforderlichen Einzelangaben gemacht werden. Pauschale Angaben oder Stempel sind nicht zulässig. Für die Verordnung von sächlichen Heil- und Hilfsmitteln werden entsprechend der Richtlinien folgende Angaben verlangt:

„– Anzahl und Bezeichnung
– Art der Herstellung (Konfektion, Maßkonfektion, Anfertigung nach Maß)
– Hinweise (z. B. über Zweckbestimmung, Materialien, Abmessungen), die eine funktionsgerechte Anfertigung, Zurichtung oder Abänderung durch den Lieferanten gewährleisten. Gegebenenfalls sind die notwendigen Angaben der Verordnung gesondert beizufügen."

Außerdem wird in den Richtlinien festgelegt, daß der Kassenarzt sich davon zu überzeugen habe, daß das gegebene sächliche Heil- und Hilfsmittel seiner Verordnung entspricht und den vorgesehenen Zweck erfüllt, wenn es individuell angefertigt oder zugerichtet ist.

## Forderungen der Kostenträger

Die von den Richtlinien abgeleiteten Forderungen der Kostenträger sind entsprechend spezifiziert, wie zwei Beispiele zeigen (*Hardt* 1988):

Beispiel 1:

| | |
|---|---|
| – Anzahl | = Ein Paar (in der Regel) |
| – Bezeichnung | = Orthopädische Einlagen (Ab-stützend?, Korrektur-E?, Bettungs-E.?) |
| – Art der Herstellung | = Nach Maß/Gipsabdruck o.ä. |
| – Hinweis auf Material | = Aus Plexidur |
| – Zweckbestimmung | = Abstützend gearbeitet |
| – Diagnose | = z.B. Chronische Überlastungsbeschwerden bei Senk-Spreiz-Fuß |

Beispiel 2:

| | |
|---|---|
| – Anzahl | = Ein Paar |
| – Bezeichnung | = Dreibacken-Einlagen |
| – Art der Herstellung | = Nach Gipsabdruck in Korrekturstellung |
| – Hinweis auf Material | = Aus Leichtmetall, mit Lederdecke |
| – Zweckbestimmung | = Vorfuß abduzierend |
| – Diagnose | = Chronifizierter Pes Adductus |

Auch wenn die gute Zusammenarbeit zwischen Arzt und Techniker vieles erleichtert, so muß doch die Einlagenverordnung als die Beschreibung des Therapieziels und somit des Ergebnisses der ärztlichen Tätigkeit hinreichend Auskunft über die geplante Maßnahme geben. Den Anforderungen der Kostenträger wird dann Genüge getan.

## Vorgaben für die Ausbildung der Techniker

In den Berufsbildern von Orthopädieschuhmachern (Dt. Handwerkskammertag 1984), Orthopädiemechanikern (Bundesgesetzblatt 1972) und Bandagisten (Bundesgesetzblatt 1972) werden explizit Kenntnisse über Fußformen, -fehlstellungen und -erkrankungen sowie die Anfertigung von Einlagen aufgeführt. Die orthopädischen und technischen Voraussetzungen werden in der Lehrlings- und Gesellenschulung in einem gesonderten Kurs vermittelt. Dies mag den Anspruch an die Einlagenversorgung kennzeichnen. Die theoretischen Grundlagen und die Maßgaben zum praktischen Vorgehen sind das Rüstzeug für die tägliche Routine.

## Zusammenarbeit zwischen Arzt und Techniker

Der Patient hat die freie Wahl von Arzt wie Techniker. Es ist aber höchstrichterlich geklärt, daß bei handwerklich zu fertigenden oder zu bearbeitenden orthopädischen Hilfsmitteln dem Arzt die routinemäßige Zusammenarbeit mit einem Handwerksbetrieb zugestanden werden muß, zur Erleichterung der Arbeit und Vermeidung von Mißverständnissen, um die Tätigkeit beider zu optimieren (*Rieger* 1981; BGH-Urteil vom 28.4.1981-6ZR 80/79).

## Fragwürdigkeit von Fertigeinlagen

Vor konfektionsmäßig abgegebenen Fertigeinlagen muß nicht nur wegen des aus medizinischer Sicht bedenklichen Vorgehens, sondern auch des rechtlich fragwürdigen Verhaltens strengstens gewarnt werden.

Mitunter treten Einlagenfirmen an Ärzte mit der Empfehlung heran, konfektionsähnliche Einlagen direkt durch den Arzt abzugeben. Hierbei ist außer dem Vorgenannten die steuerrechtliche Problematik zu bedenken, insofern, als hier eine Gewerbesteuerpflicht geklärt werden muß.

# 2 Geschichtlicher Rückblick

Eine erste **Redressionsbehandlung** des Fußes ist bekanntlich im zweiten Buch der Hippokratischen Schriften (de articulis) beschrieben. Zur Redression und Fixation des angeborenen Klumpfußes setzt *Hippokrates* (460–370 v. Ch.) einen erhärteten Bienenwachsverband ein und übt mit den Bindenzügeln ein Korrekturmoment auf den Fuß aus, das unserer heutigen Behandlung entspricht, und die Zielsetzung einer Orthese verwirklicht (*Fuchs* 1900):

„Die Gänge des Verbandes aber lege man in derselben Richtung, in welcher auch die Einrichtung des Fußes durch die Hände stattgefunden hat, damit der Fuß eher etwas auswärtsgekehrt erscheint. Man muß, um es mit einem Worte zu sagen, wie ein Wachsbildner die in widernatürlicher Weise verbogenen und verzerrten Teile in ihre richtige natürliche Lage zurückzuführen suchen, indem man einerseits mit den Händen, andererseits mit dem Verbande, und zwar in ähnlicher Art, die Einrichtung bewirkt."

Weitere Berichte über Korrekturbemühungen und Einlagenversuche finden sich mit dem Aufschwung der technischen Orthopädie. Von *Petrus Camper* (1722–1789), der sich in seinem Buch „Über die beste Form der Schuhe" eingehend mit Fuß und Schuh auseinandersetzt, wird berichtet, daß er eine in den Schuh **einzulegende Korkschicht** mit Erfolg bei einem Freund ausprobiert habe. Dieser Versuch dürfte als erste Einlagenversorgung im weiteren Sinne zu werten sein. Von *Johann-Georg Heine* (1770–1838) ist bekannt, daß er verschiedentlich Einlagen konstruiert hat. Schon *Carl Nicoladoni* (1847–1902) forderte solche Einlagen, die dem Fuß nicht nur im Stehen, sondern auch beim **Abrollen eine Stütze** bieten sollten.

*Sidney Roberts* entwickelte **federnde Stahlschienen,** die der Fußsohle von der Ferse bis zu den Köpfchen der Metatarsale anlagen und an der Fußinnenseite aufgebogen waren. Er formte diese Sohlen bereits nach einem **Gipsabdruck** des Fußes in überkorrigierter Stellung, während zuvor Orthesen in üblicher Weise über Holzmodellen gearbeitet waren.

*Florian Beely* (1846–1902), der für sich in Anspruch nimmt, als erster eine federnde Plattfußeinlage konstruiert zu haben, fertigte seine Einlage aus gehärtetem Stahl mit zusätzlichen längsverlaufenden Einschnitten im Bereich der Mittelfußknochen, um außer der **Federwirkung** in Längsrichtung auch eine solche **in Querrichtung** zu ermöglichen.

*Royal Whitman* (1857–1930) entwickelte eine Einlage mit zu beiden Seiten **hochgetriebenen Rändern,** die den Fuß umfaßte und in der gewünschten Stellung hielt.

*Schanz* (1868–1931) beschäftigte sich mit Zelluloid-Einlagen und Ledereinlagen nach einem speziell gefertigten Gipsmodell. Die **Korrektur des Fußes im Gipsnegativ** erfolgte auf einem Sandsack. In die Einlage wurde eine Verstärkung aus zusammengenieteten elastischen Stahlfedern eingearbeitet.

*Fritz Lange* (1864–1952) fertigte seine **Gipsabdrücke** vom **korrigierten und** gleichzeitig **belasteten** Fuß und versah die Einlagen mit einem Rand gegen seitliche Verschiebungen des Fußes.

*Heinrich-Adolf Berkemann* (1857–1923) entwickelte 1905 eine Einlage in Form einer seitlich ausgewalkten Lederdecke mit einer darunter genieteten Gelenkfeder, die Grundstein für den Beginn einer **fabrikmäßigen Einlagenherstellung** war.

*Hermann Gocht* (1869–1938) schuf 1905 eine ausgefeilte Technik zur **Walkleder-Einlagen-Herstellung mittels Gipsabdruck.** Die Lederdecke verstärkte er bei schwergewichtigen Patienten mit Duraluminium-Blech.

*Hans Ritter von Baeyer* (1875–1941) gab 1909 eine Methode zur Fertigung einer

**Metatarsal-Einlage** an. Während des Wickelns der Gipsbinden um den Fuß mußte der Vorfuß zusammengedrückt und das Quergewölbe zur Konkavität hochgedrückt werden. Das so gewonnene Negativ wurde ausgegossen und über das Positiv wurde das Leder in die Höhlung und zum Rand hin gewalkt. Als Verstärkungsschicht dienten Zelluloid, Korkspäne und Querdrähte.

Von *K. W. Fischer* (1836–1887) wurde genau der entgegengesetzte Weg gewählt. Statt das Quergewölbe in der Mitte abzustützen, entwarf er eine **hufeisenförmige Gummi-Einlage,** die nur I. und V. Metatarsaleköpfchen stützte und die mittleren Metatarsaleköpfchen weiter sinken ließ.

Unter den Namen „**Emser-Pneumatika**" und „**Emser-Pneumeta**" wurden von *A. Heermann* ab 1908 Einlagen mit weicher Polsterung unter dem Quergewölbe hergestellt. Desweiteren entwickelte er für die Behandlung von schmerzhaften Fußsohlenpunkten eine sogenannte **Pulver-Einlage,** die aus pulverförmigem Material gefertigt wurde.

*B. Bardenheuer* (1839–1913) beschrieb 1909 eine Platte zur Behandlung des Pes valgus, die am **Sustentaculum talare** ansetzte und somit über eine direkte Reposition wirkte. Um einen günstigen Erfolg zu erzielen, empfahl er bereits **zusätzlich eine Fußgymnastik.**

*E. Fischer,* Budapest, (1852–1919) entwickelte 1918 eine Metalleinlage zur Behandlung des Knick-Plattfußes, bei der die Köpfchen von I. und V. Mittelfußknochen den Boden berühren konnten, während II. bis IV. Mittelfußköpfchen angehoben wurden. Diese Einlage wurde mittels Bändern am Fuß angeschnallt und verfolgte den Gedanken, die **normalen Stützpunkte des Fußes** aufliegen zu lassen.

*Hans Spitzy* (1872–1956) verfolgte den Gedanken einer aktiven Einlage, die auch als **Kugeleinlage** bekannt wurde. Mittels einer aufschraubbaren, in der Größe variablen Kugel im Bereich des Längsgewölbes wird die Fußsohlenmuskulatur beim Auftreten zur Kontraktion angeregt. Diese Einlage kann täglich nur mit kurzer zeitlicher Beschränkung getragen werden.

*Carl Mau* (1890–1958) benutzte eine **Holz-Ledertechnik** zur Einlagenherstellung mit einem unter der gewalkten Lederdecke angebrachten Holzfederkern.

*Georg Hohmann* (1880–1970) entwickelte 1932 eine **Spiralschienen-Einlage,** unter der Vorstellung, daß der Fuß bei der Entwicklung zur Fehlform eine spiralförmige Drehung vollzieht. Die Spiralschieneneinlage sollte der Drehung entgegenwirken. So wurde bei der Einlage für eine Knick-Plattfußversorgung ein gebogener Außenrand an Ferse und Vorfuß modelliert und beim Hohlfuß entsprechend ein gebogener Innenrand an I. Mittelfußköpfchen und Ferse. Dadurch sollte jeweils Halt gegeben und ein Ausweichen zur Seite verhindert werden. Eine übermäßige Knickfußstellung konnte durch Unterlegen entsprechender Filzkeile korrigiert werden. Bei einer Verbiegung im Unterschenkelbereich konnte die Spiralschieneneinlage zum Spiralschienenapparat ergänzt werden. Dazu wurden gleichzeitig auf den Unterschenkelbereich wirkende Pelotten angebracht.

1936 entwickelte Hohmann die **Detorsions-Einlage,** die eine Korrektur der Vorfußstellung durch Pronationswirkung im Vorfußbereich anstrebt.

Das gleiche Prinzip verfolgt eine von *Otto Hartmann,* Hannover, entworfene Einlage, die den höchsten Punkt am inneren vorderen Fersenbeinende hat, somit eine **Supination der Ferse** bewirkt, und durch gleichzeitige Pronation des Fußaußenrandes und Freilassen des I. Strahles eine Drehung im Vorfuß hervorruft.

Um mit der Einlagenversorgung auch eine Stützung im Knöchelbereich zu erreichen, kombinierte *Hohmann* eine Einlage mit Lederschlaufen, die die Knöchelgabel umfaßten.

Die **Klumpfuß-Einlage** *Hohmanns* ist nach dem bekannten 3-Punkte-System angelegt mit Gegenhalt an der Innenseite von Ferse und Großzehenballen und Korrekturdruck am Fußaußenrand.

1934 entwarf *Walter Wisbrunn* die sogenannte **Streben-Einlage.** Bei dieser Einlage üben drei in der Fallrichtung gegeneinander verschobene schiefe Ebenen mit breitflächiger Anlage unter dem Fuß entgegengesetzte Drehwirkungen aus.

*Wolfgang Marquardt* entwickelte 1948 eine **Abrolleinlage bei Metatarsalgie,** bei der die Randstrahlen zur Belastungsübertragung aufliegen, während II. und III. Mittelfußköpfchen sicher entlastet werden. Diesem Prinzip entspricht auch die von Marquardt entwickelte Schmetterlingsrolle.

*Von Volkmann* stellte 1953 eine **Flügeleinlage** zur Aufrichtung des kindlichen Knickfußes vor. Sie imponiert durch einen hochgezogenen Außenrand sowie einen zweigeteilten hochgezogenen Innenrand in Form eines Fersenbeinflügels und eines Kahnbeinflügels.

*A. J. Helfet* entwickelte 1956 die nach ihm benannten **Helfet-Schalen** zur Therapie des kindlichen Knickfußes. Unter der Vorstellung, daß es sich beim kindlichen Knickfuß um eine Belastungsdeformität mit funktioneller Muskelschwäche handelt, soll die Fersenschale eine Stützfunktion im Rückfußbereich übernehmen und so die achsgerechte Einstellung des Fußes ermöglichen.

Während in den letzten Jahren keine wesentlichen Änderungen der Einlagenform zu verzeichnen waren, wurde eine kaum überschaubare Menge neuer Einlagenmaterialien, insbesondere thermoplastisch formbarer Kunststoffe, eingeführt. Damit ergeben sich zusätzliche neue Aspekte für Versorgungsmöglichkeiten und eine weiter differenzierte Indikationsstellung.

# 3 Differenzierte Indikationsstellung

## 3.1 Aufbau und Funktion des Fußes

### 3.1.1 Anatomische Strukturen

**Knöcherne Formgebung**

Der an sich kleine Fuß wird durch den Aufbau aus 26 einzelnen Knochen und einer Vielzahl von Bändern und Muskeln zu einer komplizierten Einheit. Durch die Anordnung der Fußknochen werden ein Längs- und ein Quergewölbe geformt. Das **Längsgewölbe** verläuft in der Fußlängsachse. Am inneren Fußrand zeigt sich eine Verspannung vom Kalkaneus über Talus, Os navikulare und cuneiforme I zum ersten Metatarsaleknochen (Abb. 1). Am Fußaußenrand läuft die Längsverspannung von Kalkaneus über Kuboid zum Metatarsale. Das **Quergewölbe** ist mit seiner Ausprägung besonders im Vorfuß zu erkennen. Es verspannt sich quer über den Fuß vom I.

zum V. Metatarsaleknochen (Abb. 2). Die Anordnung der Knochen zum Quergewölbe ist bereits im Chopart'schen Gelenk vorgegeben und setzt sich in den Metatarsalebereich fort. Der II. Mittelfußknochen bildet den höchsten Punkt des Quergewölbes.

Aus dieser Verspannung in Längs- und Querrichtung in Gewölbeform resultieren drei **Hauptbelastungspunkte** des Fußes: Ferse, I. und V. Mittelfußköpfchen (Abb. 3).

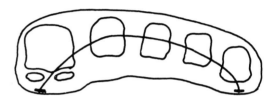

**Abb. 2** Fußquergewölbe.
Gewölbebogen im Vorfuß vom 1. Mittelfußköpfchen zum 5. Mittelfußköpfchen mit konkaver Wölbung nach dorsal und dem 2. Mittelfußknochen als höchstem Punkt.

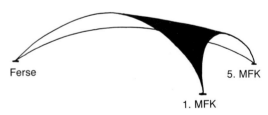

**Abb. 3** Quer- und Längsgewölbsverspannung mit den Belastungspunkten an Ferse, 1. und 5. Mittelfußköpfchen und höchster Wölbung des Längsgewölbes am Fußinnenrand.

**Ligamente**

Die knöchernen Elemente können trotz der Formvorgebung der einzelnen Anteile nicht

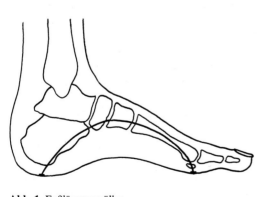

**Abb. 1** Fußlängsgewölbe.
Gewölbebogen am Fußinnenrand von der Ferse zum 1. Mittelfußköpfchen.

allein die Fußwölbung gewährleisten. Zur **Verspannung** tragen die plantaren Bänder sowie die zur Fußsohle wirkenden Muskeln und Sehnen entscheidend bei. Beim Längsgewölbe kommen den Strukturen, die am weitesten plantar liegen, die größte Bedeutung für die Verspannung zu *(Tillmann, B. 1977)*. Eine entscheidende Bedeutung für die Längsgewölbsverspannung hat demnach also die Plantaraponeurose. Maßgeblich für die ligamentäre Verspannung des Längsgewölbes sind außerdem das Lig. plantare longum und das Pfannenband (Abb. 4).

Das Quergewölbe weist im Bereich der Metatarsalia lediglich das Lig. transversum und einige weniger straffe, quere ligamentäre Züge auf.

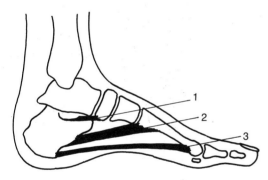

**Abb. 4** Ligamentäre Verspannung des Längsgewölbes.
1 Pfannenband
2 Lig. plantare longum
3 Plantaraponeurose

## Muskulatur

Nach *Tillmann* (B. 1977) sichern bereits die Bandkräfte eine ausreichende Verspannung für die Standbelastung. Die Bänder werden außerdem auch im Stehen durch die Muskulatur unterstützt (Abb. 5a−e). Um sicher auf zwei Beinen stehen zu können, muß der Schwerpunkt innerhalb der Standfläche

gehalten werden. Durch die Muskulatur − mit ihrem auch unbewußt wirkenden Muskeltonus − wird der Schwerpunkt innerhalb der Standfläche **ausbalanciert.** Bei stärkeren Belastungen, etwa beim Laufen, Springen oder Tragen, kommt den Muskelzügen größere Bedeutung für die Gewölbeverspannung zu. Sie müssen den **gewölbeabflachenden Kräften entgegenwirken.** Dies geschieht dadurch, daß die Muskulatur durch eine größere Kraftentfaltung zur Gewölbeaufrichtung beiträgt. Analysiert man den Muskelzug in Richtung auf den Gewölbeverlauf, so wird klar, daß diese Muskeln bei Anspannung eine vektorielle Kraft in Gewölberichtung entfalten. Die kurzen Fußmuskeln sowie die Plantaraponeurose haben biomechanisch den besten Angriffspunkt zur Gewölbeverspannung. In ihrem Effekt werden sie zusätzlich durch die zur Fußsohle ziehenden Flexoren unterstützt, die durch ihre Verlaufsrichtung und Funktion bei der Schrittabwicklung eine vermehrte Längsgewölbsverspannung bewirken *(Puff* 1963). Beim Aufsetzen des Kalkaneus entsteht eine Abflachungstendenz des Längsgewölbes. Hierdurch entsteht bereits eine **Vordehnung** der Fußsohlenmuskulatur, was reflektorisch zu einer **gewölbeverstärkenden Kontraktion** führt.

Für die muskuläre Verspannung des Quergewölbes hat die Endstrecke des M. peroneus longus maßgebliche Bedeutung. Sie unterquert die Fußknochen im Sulcus tendinis m. peronei longi und verläuft so von der Seitfläche und Unterfläche des Os cuboideum zur Insertion am Os cuneiforme mediale und zur Tuberositas ossis metatarsalis I. Sie unterkreuzt also das Quergewölbe, das durch den Muskelzug gestützt wird. Im Bereich der Metatarsalia verlaufen die Muskelzüge des Caput transversum des M. adductor hallucis in Richtung des Quergewölbes zwischen den Metatarsaleknochen. Das Caput obliquum des M. adductor hallucis hat neben der Querkomponente auch eine Längskomponente, die vor allem gemeinsam mit dem M. flexor digitorum longus und M. flexor hallucis longus zur Verspannung des Längsgewölbes im Vorfußbereich beiträgt.

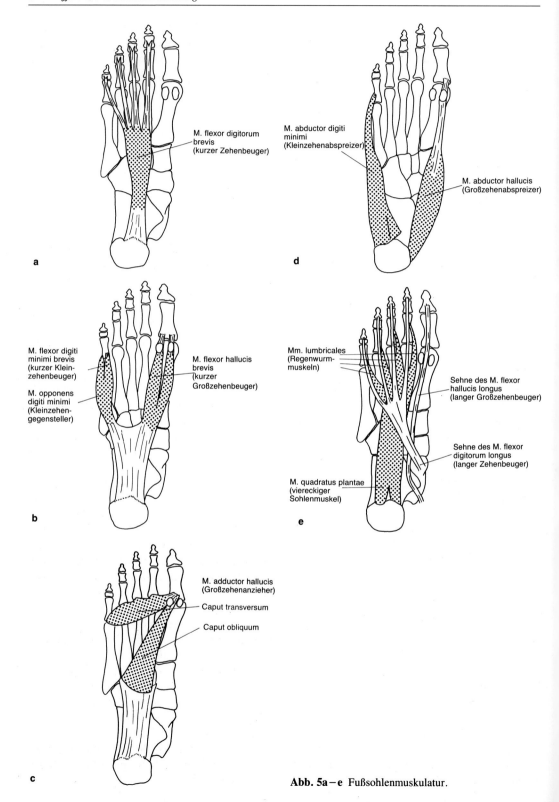

M. flexor digitorum brevis (kurzer Zehenbeuger)

M. abductor digiti minimi (Kleinzehenabspreizer)

M. abductor hallucis (Großzehenabspreizer)

a

M. flexor digiti minimi brevis (kurzer Klein-zehenbeuger)

M. opponens digiti minimi (Kleinzehen-gegensteller)

M. flexor hallucis brevis (kurzer Großzehenbeuger)

Mm. lumbricales (Regenwurm-muskeln)

Sehne des M. flexor hallucis longus (langer Großzehenbeuger)

Sehne des M. flexor digitorum longus (langer Zehenbeuger)

M. quadratus plantae (viereckiger Sohlenmuskel)

b

e

M. adductor hallucis (Großzehenanzieher)

Caput transversum

Caput obliquum

c

**Abb. 5a—e** Fußsohlenmuskulatur.

## Gewölbefunktion

Die Fußgewölbe resultieren also aus dem anatomischen Aufbau und dem komplizierten Zusammenspiel von Knochen, Bändern, Sehnen und Muskeln. Die Gewölbekonstruktion wird zwei wichtigen Anforderungen gerecht:

Zum einen ist es durch die Gewölbekonstruktion möglich, Last gut verteilt, stabil zu tragen. Das Gewölbe ist eine besonders geeignete Form zur **Lastverteilung.** Es stellt ein Grundprinzip in der Architektur dar, um Entfernungen von Fußpunkten aus zu überspannen. Schon die Römer bauten ihre Viadukte nach diesem Prinzip.

Zum anderen haben die Fußgewölbe eine funktionelle Bedeutung. Sie erfüllen eine **abfedernde, stoßdämpfende Funktion.** Sie fangen die Auftrittskraft federnd ab und ermöglichen uns dadurch einen geschmeidigen Gang, bei dem die ständig auftretenden Stoßkräfte durch funktionsfähige Fußgewölbe elastisch aufgefangen werden.

In mechanischer Betrachtungsweise ergänzen sich die Gewölbeausbildungen beider Füße. *Lang, Wachsmuth* (1972) verfolgen die Vorstellung, daß sich die Füße durch die Gewölbeverspannung mit der höchsten offenen Stelle im Bereich des inneren Längsgewölbes im beidbeinigen Stand zu einer **Halbkuppel** ergänzen (Abb. 6). Dadurch wird eine mechanische Stabilitätsverbesserung bewirkt. Beim Einbeinstand fehlt dieser Sicherungseffekt durch die Halbkugelbildung. Entsprechend muß beim Einbeinstand eine höhere muskuläre Aktivität entwickelt werden, um

den zusätzlichen seitlichen Schwankungen bei Verlagerung des Schwerpunktes durch muskuläre Anspannung zu begegnen.

## 3.1.2 Schrittabwicklung

Wie vorangehend gezeigt, muß schon das Stehen auf zwei Beinen als ein aktiver Vorgang gewertet werden. Durch Muskelanspannung wird die Balance gehalten, damit der Körperschwerpunkt innerhalb der Standfläche bleibt. Beim Gehen ist der Balanceakt ungleich größer als im Stehen. Die verschiedenen Muskelkräfte müssen durch eine erlernte Koordination zusammenwirken, wie von *Weil, Weil* (1966) beschrieben. Von der Koordination der Muskulatur hängt die Ökonomie der Bewegung ab. Die Verschiebung des Körpergewichtes beim Gehen folgt einer Kurve, deren Weite des Auspendelns mit dem Energieverbrauch korreliert (*Debrunner* 1980).

Mechanisch betrachtet ist das Gehen ein instabiler Zustand mit ständig wechselnder Auftrittsfläche. Der Gang ist nicht etwa eine fließende, gleichförmige Bewegung − wie bei oberflächlicher Betrachtung angenommen werden könnte −, sondern besteht aus einem ständigen Wechsel zwischen Beschleunigung und Verlangsamung. Wenngleich das individuelle Gangbild von vielen Faktoren abhängig ist (z. B. Schrittlänge, Geh- oder Laufgeschwindigkeit, Alter, Körpergewicht und Muskelkraft), so läßt sich die Schrittabwicklung auf einige allgemein zutreffende Grundelemente reduzieren.

### Schrittzyklus

Der Schrittzyklus wurde schon von *Fischer* (1903) exakt beschrieben. Er kann zunächst in Schwungbeinphase und in Stemmbeinphase unterteilt werden. Die **Schwungbeinphase** beschreibt den Zustand, bei dem das Bein ohne Bodenkontakt ist. Mit **Stemmbeinphase** wird der Zeitraum bezeichnet, bei dem das Bein direkten Bodenkontakt hat.

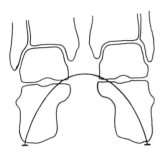

**Abb. 6** Ergänzung der zum Fußinnenrand offenen Gewölbeverspannung zur Halbkuppel bei beidbeinigem Stand.

Die Stemmbeinphase läßt sich in drei Abwicklungsphasen untergliedern: Die Auftrittsphase, die Aufliegephase und die Abstoßphase.

In der **Auftrittsphase** kommt die Ferse zunächst außenseitig in Bodenkontakt, während der Innenrand des Fußes noch gehoben ist. Durch Aufsetzen der Ferse wird die Vorwärtsbewegung des Fußes gebremst. Der Fuß steht während dieses Momentes in leichter Abduktion, während sich die Tibia vorschiebt und Drehbewegungen im Beckenbereich stattfinden (*Scholder* 1972).

Durch Bewegungen in den Sprunggelenken findet der Fuß dann planen Bodenkontakt mit Aufliegen von Ferseninnenrand und Vorfußbereich. Damit beginnt die **Aufliegephase.** Der Fuß ist nun der Unterlage angepaßt und bietet die nötige Standsicherheit, damit die Resultierende aus Schwerkraft und Beschleunigung den Fuß von der Ferse zur Zehenspitze hin durchwandern kann. Zur Erhöhung der Stabilität wird die Talusachse unter Belastung einwärts rotiert und der Fuß weiter abduziert. *Debrunner* (1972) hat nachgewiesen, daß die Innenrotation der Tibia gegenüber dem Fuß in der Aufliegephase die einzige Drehmöglichkeit ist, da das untere Sprunggelenk praktisch vollständig blockiert wird und keine Drehbewegungen zwischen Fuß und Unterschenkel zuläßt. Die Abwicklungslinie (Abb. 7) verläuft entsprechend der Gewölbekonstruktion von der Ferse über den belastungstragenden Fußaußenrand zum Vorfußbereich. Im Vorfußbereich vollzieht sich die Umlagerung des Vorfußes in Pronation, wodurch die Hauptbelastung auf das erste Metatarsaleköpfchen verlagert wird. Die Schwerelinie (Abb. 7), die die Bewegung des Schwerpunktes während der Aufliegephase kennzeichnet, verläuft schräg über die Fußsohle während die drei Hauptbelastungspunkte als Fußpunkte für die Gewölbekonstruktion aufliegen.

Beim weiteren Abwickeln des Fußes beginnt mit dem Abheben der Ferse die **Abstoßphase.** Durch die Anordnung der Mittelfußköpfchen in einem harmonischen Bogen wird die Abwicklung im Vorfußbereich bis zur Großzehe erleichtert. Für den Abstoßvor-

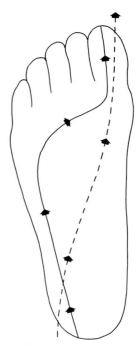

**Abb. 7** Abwicklungslinie (durchgezogen) während der Stemmbeinphase mit Belastungsbeginn unter der Fersenaußenfläche, Bodenkontakt mit dem Fußaußenrand, Umlagerung der Supination zur Pronation im Vorfußbereich und Abstoßen über die Großzehe.
Schwerelinie (gestrichelt), auf der der Schwerpunkt den Fuß in der Aufliegephase beim Laufen durchwandert (nach *Hlavac*).

gang wird der Talus wieder in die Ausgangsstellung gebracht und das Längsgewölbe angespannt. Bei der deutlich verkleinerten Auftrittsfläche im Vorfußbereich wird nun unter Streckung der Zehen, die als stabilisierende Ausleger fungieren, über die Großzehe abgewickelt.

Durch die Abstoßkraft kommt es zu einer geringfügigen Rückverschiebung der Mittelfußköpfchen.

### Belastung beim Gehen

Beim Gehen ist die Schwungphase definitionsgemäß kürzer als die Stemmphase. Die Abstoßphase des einen Fußes und die Auftrittsphase des anderen Fußes überschneiden sich. In Abhängigkeit von der Gehgeschwindigkeit resultiert also eine unterschiedlich lange Periode des beidbeinigen Bodenkontaktes. Durch die wechselnde Maximalbelastung der einzelnen Teile der Fußsohle ist die Gefahr der **Überbelastung** durch Belastungsspitzen gegeben. Schon bei normalem Gehen übersteigen die Druckmaxima in der Auftrittsphase und der Abstoßphase aufgrund einwirkender dynamischer Kräfte die Körpergewichtskraft (*Diebschlag* 1977). *Mäder* (1977) quantifiziert diese Werte beim „normalen" Gehen auf 110–120 % des Körpergewichtes in der Auftrittsphase und 100–110 % in der Abstoßphase. Die Kraft wird in diesen Phasen jeweils auf eine deutlich verkleinerte Auftrittfläche eingeleitet.

Eine Überlastung der ligamentären oder muskulotendinösen Verspannung manifestiert sich in einer Deformierung in Ruhe oder Belastung. Als Auswirkung wird durch eine solche Veränderung auch die physiologische Schrittabwicklung beeinflußt.

## 3.2 Fußformveränderungen

Bei Veränderungen der Längs- und Quergewölbsverspannung und bei noch weitergehender Lageveränderung der Fußknochen zueinander kommt es zu Fußformveränderungen. Der Senkfuß, Plattfuß und Hohlfuß sind Ausdrucksformen der Längsgewölbsveränderung. Der Spreizfuß ist die Folge der Quergewölbesenkung. Zur Definition für die Beschreibung und Abgrenzung findet sich in der Literatur eine Reihe, teils kontroverser Angaben (*Chapchal* 1971, *Hohmann* 1948, *Klenerman* 1976, *Marquardt* 1965, *Matzen* 1982, *Regnauld* 1986, *Schanz* 1928, *Schnelle* 1955, *Schönbauer* 1980, *Schüller* 1959, *Schulze* 1949). Als Übersicht können folgende Kriterien herausgestellt werden:

### Senkfuß

Der Senkfuß ist durch eine Absenkung des inneren Längsgewölbes gekennzeichnet. Die Längsgewölbssenkung ist weniger stark ausgeprägt als beim Plattfuß. Für den Senkfuß ist typisch, daß das Gewölbe in unbelastetem Zustand regelrecht ausgebildet erscheint. Bei Belastung tritt eine sichtbare Senkung des Längsgewölbes ein, die jedoch durch Anspannen der tiefen Flexoren aktiv ausgleichbar ist. Beim Senkfuß fällt bei der Untersuchung auf, daß der Fuß **im belasteten Zustand ein deutlich höhengemindertes Längsgewölbe** zeigt, während das Längsgewölbe im **hohen Zehenstand unauffällig** erscheint. Der gesamte Fuß kann in der Regel gut torquiert werden und weist keine Kontrakturen auf. Die Absenkung des Längsgewölbes kann auch lediglich nach stärkerer Belastung auftreten. Sie ist als Zeichen der muskulären und ligamentären Insuffizienz zu werten. Betrachtet man die Auftrittsfläche der Fußsohle, kann auch von einer relativen Supination des Vorfußes gesprochen werden. Eine praxisnahe Definition kann beim Trittspurvergleich (Abb. 11, S. 19) anhand der Verbreiterung der Auftrittsfläche festgelegt werden.

### Plattfuß

Bei weiterem Abflachen des Längsgewölbes kommt es zum Plattfuß. Ein Plattfuß liegt vor, wenn der Fußinnenrand bei **Verlust der Längsgewölbsausprägung** dem Boden aufliegt. Der Unterschied zum Senkfuß liegt darin, daß sich beim Senkfuß der Fuß nur beim Auftreten, also bei Belastung, senkt, während das Längsgewölbe in unbelastetem Zustand oder im hohen Zehenstand deutlich ausgebildet ist. Dagegen ist beim Plattfuß auch ohne Belastung kein nennenswertes Längsgewölbe vorhanden. Röntgenologisch zeigt sich beim ausgeprägten Plattfuß eine **Kippung des Fersenbeines nach vorn,** wodurch auch das Sprungbein weiter nach distal und zur Fußsohle hin zu liegen kommt. Die Keilbeine, das Würfelbein und das Kahnbein liegen ungefähr in einer Ebene. Die Trittspur zeigt anschaulich den **Belastungsdruck auf der gesamten Fußsohle** (Abb. 11, S. 19). Mit Hilfe der Trittspur können verschiedene Grade der Plattfußausprägung festgelegt werden. Von der Fußsohle her beurteilt liegt eine ausgeprägte **Supination des Vorfußes** vor, wodurch das Längsgewölbe völlig abgeflacht wird.

## Hohlfuß

Den Hohlfuß kennzeichnet eine **Überhöhung des Längsgewölbes** in unbelastetem wie belastetem Zustand. Am inneren wie auch am äußeren Fußrand zeigt sich ein deutlich ausgeprägtes Längsgewölbe. Bei ausgeprägten Formen kann im beidbeinigen Stand ein einige Millimeter dicker Stab ohne Berührung der Fußsohle unter den Längsgewölben durchgeschoben werden. Der Fußrücken ist über dem Spann erhöht. Der Fuß ist insgesamt kürzer und gedrungener. Röntgenologisch findet sich in der Seitaufnahme eine **Steilstellung des Fersenbeines.** Ebenso zeigt der erste Metatarsalestrahl eine deutliche Steilstellung. Die Fußsohle findet beim planen Aufliegen nur noch im Vorfuß und Fersenbereich Kontakt, was sich bei der Trittspur deutlich zeigt (Abb. 11, S. 19). Die **Brückenverbindung** zwischen Vorfuß und Ferse **fehlt** infolge des mangelnden Bodenkontaktes. Von der Fußsohle her betrachtet steht der **Vorfuß in Adduktion und Pronation.** Beim Versuch, den ersten Strahl dorsal hochzuziehen, spannt sich die Plantaraponeurose stark an (*Heberden*-Test). Das erhöhte Gewölbe ist unelastisch und gibt beim Auftreten nur wenig nach. Hieraus resultiert ein unelastischer Gang.

Bei der Entwicklung eines Hohlfußes im **Kindesalter** sollte besonders nach der Ätiologie der Erkrankung geforscht werden. Es können beispielsweise Lähmungen im Bereich der unteren Extremitäten verantwortlich sein wie Poliomyelitis, Myelodysplasie, Friedreich'sche Ataxie, schlaffe und spastische Lähmungen, Myopathien sowie Myelodysplasien. Ebenso wird ein Zusammenhang mit Anomalien der unteren Wirbelsäulenabschnitte beobachtet. *Hackenbroch* (1973) fand bei 200 Patienten mit Hohlfüßen in 85 % der Fälle auch Veränderungen im lumbosakralen Bereich.

Beim **Ballenhohlfuß** findet sich neben der Verstärkung des Fußlängsgewölbes eine **fixierte Pronation des Vorfußes.** Im unbelasteten Zustand steht das erste Mittelfußköpfchen mit der Großzehe deutlich tiefer als das fünfte Mittelfußköpfchen. Ein plantigrader Auftritt ist nur dann möglich, wenn die Ferse in Varusstellung ausweicht. Die Trittspur läßt die Verkürzung und Verlagerung des Großzehenballens nach medial gut erkennen. Durch die Adduktion des Vorfußes wird der Basishöcker des fünften Mittelfußknochens stärker prominent.

Liegt beim Hohlfuß außerdem eine Krallenstellung der Zehen vor, so spricht man vom **Klauenhohlfuß.** Die Bezeichnung drückt die Ähnlichkeit mit einer Tierklaue aus. Der Fuß wird dadurch noch kürzer, die Zehen sind ohne Funktion und entwickeln zusätzliche Druckstellen.

## Spreizfuß

Der Spreizfuß ist durch ein **Absinken des Quergewölbes** gekennzeichnet. Dadurch kommen sämtliche Mittelfußköpfchen in Bodenkontakt und übernehmen belastungstragende Funktion. Durch die Quergewölbssenkung schwindet die physiologische Konvexität im Bereich der Zehengrundgelenke zu einer flachen oder gar konkaven Kontur. Während physiologischerweise nur erstes und fünftes Mittelfußköpfchen die Hauptbelastung tragen, werden die mittleren Mittelfußköpfchen nun vermehrt belastet. Der Vorfuß erscheint verbreitert. Die Breite allein darf jedoch kein Anhalt für den Spreizfuß sein. Man denke nur an den kräftigen Vorfuß des Athleten, der auch bei erheblicher Verbreiterung keine Spreizfußdeformierung aufweist. Der Spreizfuß ist die häufigste Fußdeformität. Mit steigendem Lebensalter nimmt er rapide zu.

Mit dem Auseinanderweichen der Mittelfußköpfchen stellen sich sekundäre **Veränderungen der Zehenposition** ein. Dies kann im Extremfall bis zum sogenannten dreieckigen Vorfuß mit Hallux valgus und Digitus V.

varus führen. Krallen- und Hammerzehenbildungen sind häufig. Bei Platznot kann es auch zur Reiterzehenstellung kommen. Die vermehrte Druckbelastung unter den mittleren Metatarsaleköpfchen kann bei der Trittspur verifiziert werden (Abb. 11, S. 19). Entsprechend der Ausprägung des Spreizfußes kann mit Hilfe der Trittspur auch eine graduelle Abstufung vorgenommen werden.

## 3.3 Untersuchungsgang

### 3.3.1 Klinische Untersuchung

Der Beschreibung des Untersuchungsganges muß zunächst eine Definition vorangestellt werden. *Matzen* (1982) hat eine gebräuchliche Einteilung nach Haltungs-, Stellungs- und Formanomalien eingeführt.

**Haltungsfehler**

Es finden sich noch keine Veränderungen der Knochen. Die Gestaltabweichung läßt sich durch Muskelanspannung zumindest vorübergehend korrigieren (**aktive Korrekturmöglichkeit**).

**Stellungsfehler**

Ausgeprägte Verbiegung. Die vorliegende Gestaltabweichung läßt sich nur noch durch von außen einwirkende Kräfte (z. B. manuelle Redression, Fußstütze) beseitigen (**passive Korrekturmöglichkeit**).

**Formfehler**

Bleibende Deformität. Die Abweichung hat zu einer bleibenden Veränderung geführt. Durch aktive wie passive Maßnahmen ist **keine vollständige Korrektur** mehr möglich. Ein Ausgleich ist allenfalls durch langanhaltende konservative oder durch operative Maßnahmen möglich.

Da auch Änderungen der Gesamtstatik Auswirkung auf die Gehfähigkeit und den Fuß haben, sollte im Rahmen der Untersuchung eine orientierende Überprüfung der Körperhaltung vorgenommen werden. Zur Beurteilung der Wirbelsäule empfiehlt sich die Haltungsformeinstufung nach *Staffel* (*Krämer* 1983): Normalrücken, hohlrunder Rücken, totaler Rundrücken, Flachrücken.

**Beinlängendifferenz**

Skoliotische Seitausschwingungen der Wirbelsäule können Hinweis für eine anatomische oder funktionelle Beinlängendifferenz sein. Am besten prüft man bereits zu Anfang der Untersuchung, wenn der Patient sich noch unbeobachtet fühlt, ob eine Fehlhaltung festzustellen ist. Ein vom Okziput gefälltes Lot sollte regelrecht zur Analfalte verlaufen. Zeigt das Lot eine Seitabweichung, so ist dies Hinweis für eine seitliche Oberkörperpositionierung. Der üblicherweise mit der Beckenwaage gemessene Beckengradstand läßt keine ausreichende Beurteilung von Beinlängendifferenzen zu. Er darf lediglich als Hinweis gelten und zu weiteren Untersuchungen veranlassen. Eine asymmetrische Ausbildung der Beckenschaufel kann bei alleiniger Anlage der Beckenwaage als Beinlängendifferenz fehlinterpretiert werden. Unter der Voraussetzung eines beiderseits gleichseitigen Schenkelhalswinkels ergibt die Messung von der Trochanter major-Spitze zur Bodenfläche die Beinlänge. Bei beiderseits achsgerechter Beinstellung gilt dieses Maß als das absolute Maß der **anatomischen** Beinlänge. Achsabweichungen sind für die Beurteilung der **funktionellen** Beinlänge wichtig und dürfen nicht verkannt werden. Insbesondere ist danach zu forschen, ob im Hüftgelenk **Abduktions-** oder **Adduktionskontrakturen** vorliegen sowie **Beugekontrakturen** in Hüfte oder Kniegelenk, die auch dann zu einem Beckenschiefstand führen, wenn die anatomische Beinlänge gleich ist. Da sich bei Untersuchung im Liegen solche Beurteilungsfehler eher einschleichen können, sollte die Messung der Beinlänge **prinzipiell im Zweibeinstand** durchgeführt werden.

Eine ausgeprägte Lendenwirbelsäulenhyperlordose, wie sie bei beidseitiger Hüftbeugekontraktur auftritt, ist oft mit einer übermäßigen Beckenvorneigung über das physiologische Maß von 15° vergesellschaftet.

## Beinachsen

Die Beinachsenstellung sollte in **lockerem Zweibeinstand** überprüft werden. Bei physiologischer Schenkelhalsantetorsion sind beide Kniescheiben gerade nach vorn gerichtet und beide Füße werden in einem Winkel von je 7° − 15° außenrotiert aufgesetzt. Im Kleinkindesalter kann durch die physiologischerweise vermehrte Schenkelhalsantetorsion ein Aufsetzen der Füße in Innenrotation vorliegen (*Debrunner* 1978). Bei auffälligen Werten muß die Hüftbeweglichkeit insbesondere in Rotation überprüft werden und eine ursächliche Hüftgelenkserkrankung ausgeschlossen werden. Bei der Überprüfung der Beinachsen ist ebenso auf eine Varus- oder Valgusstellung im Kniegelenk und Fersenbereich zu achten.

Auch die Längsgewölbsausprägung, die Konvexität des Vorfußbereiches und der gerade Abgang aller Zehen sollten zunächst im Zweibeinstand beurteilt werden.

## Trophische Veränderungen

Im Rahmen der Inspektion ist außerdem auf **Druckstellen,** etwa in Form von Schwielen (Hyperkeratosen) oder Rötungen, auf **Krampfadern** (Varizen), **Schuppungen, Verfärbungen** oder sonstige trophische Änderungen, wie umschriebener **Haarverlust, Wunden** und **Narben,** zu achten. Augenscheinliche **Umfangveränderungen** (Schwellungen oder Atrophien) sind an Fixpunkten im Seitenvergleich zu messen; beispielsweise 20 cm oberhalb des inneren Kniegelenkspaltes, über Kniescheibenmitte, 15 cm unterhalb des inneren Kniegelenkspaltes, Fußfesselmaß, Fersenmaß, Ristmaß.

Die **Zehennägel** sollten nach Form und Wachstum beurteilt werden, um auch einen nicht auf Anhieb zu erkennenden Unguis incarnatus (eingewachsener Nagel) zu entdecken, der oftmals die Ursache für Beschwerden bei der Schrittabwicklung ist. Bei älteren Menschen zeigt sich in der Regel eine stärkere Längsriffelung (Perlrillen) des Nagels, sowie eine leicht dunklere Verfärbung, die nicht mit einem Pilzbefall verwechselt werden darf.

Die **Onychomykose** (Pilzbefall des Nagels) geht üblicherweise vom freien Nagelrand aus. Die einzelnen Schichten der Nagelplatte (am Fuß 100 − 150 einzelne Hornschichten) werden voneinander gelöst, wodurch der Nagel die typisch gelbbräunliche Verfärbung zeigt.

Ein subunguales Hämatom (Bluterguß unter der Nagelplatte) kann im Stadium der Rückbildung nicht von der bräunlichen Verfärbung eines malignen Melanoms unterschieden werden. Hierbei hilft nur die eindeutige anamnestische Angabe eines Unfallgeschehens. Kann dies nicht zweifelsfrei angegeben werden, sollte eine Beurteilung durch einen Hautarzt stattfinden.

## Palpation

Bei der Palpation sollte der **Muskeltonus** im Bereich von Unterschenkel und Fuß orientierend geprüft werden. Die **Hauttemperatur** sollte im Seitenvergleich gefühlt werden, um grobe Differenzen zu ermitteln. Bei Schwellungen im Bereich des Fußrückens und an der Schienbeinvorderkante ist zu prüfen, ob es sich um rein statische **Ödembildungen** handelt. Im Bereich der Zehen und der Fußsohle ist auf **mykotische** (pilzbedingte) Veränderungen zu achten. Insbesondere müssen die Zehenzwischenräume zwischen 3. und 4. sowie 4. und 5. Zehe sorgfältig inspiziert werden, da diese Zehen eng aneinanderliegen, wodurch die Schweißbildung begünstigt wird und kaum Luft an die Zwischenräume kommt. Dies führt zu Schwachstellen des Hautsäuremantels, die für den Pilzbefall prädestiniert sind (*Graf* 1979; *Eichler* 1979). **Beschwielungen,** etwa in Form von Tylomata (Schwielen) oder Clavi (Hühneraugen) sollten registriert werden, da es sich hier um vermehrt druckbelastete Stellen handelt.

Das Nagelbett kann einen Anhalt über die peripheren Durchblutungsverhältnisse geben. Die Farbe des Nagelbettes scheint durch die Nagelplatte hindurch. Beim **Nageldrucktest** zeigt sich die ungestörte periphere Durchblutung durch rasches Wiedereinströmen des Blutes.

Zur Kontrolle der arteriellen Durchblutungsverhältnisse am Fuß sollten die **Arterien** getastet werden. Die A. tibialis posterior kann unmittelbar hinter der Innenknöchelspitze palpiert werden. Die A. dorsalis pedis ist auf dem Fußrücken zu palpieren. Zum Aufsuchen der A. dorsalis pedis kann man sich an der angespannten Sehne des M. extensor hallucis longus orientieren. Die Arterie verläuft an der lateralen Seite der Sehnen im Bereich der Ossa cuneiformia und der Metatarsalebasen.

Die **Sensibilität** sollte dermatombezogen grob orientierend überprüft werden. Auf die neurologische Differenzierung von spitz/stumpf, heiß/kalt kann bei der orthopädischen Untersuchung verzichtet werden. Um dermatomorientiert vorzugehen und die Versorgungseigengebiete zu erfassen, empfiehlt es sich, den Unterschenkel prätibial, lateral im Bereich der Peronealmuskulatur und dorsal von unterhalb des Kniegelenkes bis zur Fersenregion zu bestreichen. In gleicher Weise sollte die Sensibilitätsprüfung an Innen- und Außenrand des Fußrückens und der Fußsohle vorgenommen werden. Außerdem bedarf der Interdigitalraum der 1. und 2. Zehe als Eigenversorgungsgebiet des N. peroneus profundus Beachtung.

## Funktionsprüfung

Die **Fußgestalt** mit Ausbildung des Längs- und Quergewölbes sollte zunächst am nicht belasteten Fuß beurteilt werden. Sodann muß die Gewölbeausprägung im zwanglosen Zweibeinstand und schließlich im Einbeinstand beurteilt werden, um Gewölbeveränderungen zu registrieren. Außerdem sollte auch die Fersenstellung im Zehenstand kontrolliert werden. Zehenstand und Zehengang dienen

zur Differenzierung zwischen Haltungsfehlern einerseits und Stellungs- und Formfehlern andererseits.

Beim abgeflachten Längsgewölbe des Senkfußes, das durch die muskulotendinösen Züge noch aufgerichtet werden kann, zeigt sich beim Zehenstand eine Gewölbeerhöhung. Es liegt eine Haltungsinsuffizienz der ungenügend wirkenden Muskelzüge für die Standbelastung vor, während das Gewölbe bei vermehrter Anspannung im Zehenspitzenstand noch aufgerichtet werden kann.

Die **Torsionsfähigkeit** im Vor- und Mittelfußbereich überprüft man, indem man die Ferse mit einer Hand sicher umfaßt und den Vorfuß mit der anderen Hand in Drehbewegung dazu führt. Bei einem Stellungsfehler kann das abgeflachte Längsgewölbe durch pronatorische Aufdrehung des Vorfußes erhöht werden. Beim Formfehler zeigt sich keine passive Korrekturmöglichkeit durch den kurz einwirkenden manuellen Kraftaufwand.

Eine mangelnde Verwringbarkeit der Fußplatte kann natürlich genauso ihre Ursache in degenerativen oder entzündlichen Veränderungen, beispielsweise im Bereich der Gelenke haben (Arthrose, chronische Polyarthritis).

Im Vorfußbereich sollte die **Verschieblichkeit der einzelnen Metatarsaleköpfchen** gegeneinander geprüft werden. Dies geschieht zum einen in sagitaler Auf- und Abbewegung der Köpfchen gegeneinander, zum anderen im seitlichen Zangendruck vergleichbar dem *Gaenssler*'schen Handgriff (*Gross* 1977, Abb. 8). Ein dabei ausgelöster Vorfußzangenschmerz kann Anhaltszeichen für einen Prozeß zwischen den Metatarsaleköpfchen sein, wie beispielsweise eine *Morton*'sche Neuralgie (*Mumenthaler* 1987). In der Regel kann die umschriebene druckempfindliche Stelle der *Morton*'schen Neuralgie auch bei dorsalem und plantarem Zangengriff zwischen den Metatarsaleköpfchen aufgespürt werden.

Die **Bewegungen** im oberen und unteren Sprunggelenk können nur schwer in Winkelgraden gemessen werden. Sie sollten zunächst aktiv im Seitenvergleich ausgeführt werden. Sodann kann die Bewegung in End-stellung des Gelenkes passiv forciert werden, um dabei gezielt schmerzauslösende Bewe-gungsbeanspruchungen festzustellen.

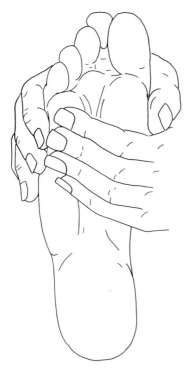

**Abb. 8** *Gaenssler*'scher Handgriff. Die in einer Ebene gehaltenen Mittelfußköpfchen (hier durch Schienung mit den Fingern der linken Hand von plantar und dem Dau-men von dorsal) werden durch zangenartigen seitlichen Druck an erstem und fünftem Mittelfußköpfchen anein-andergedrückt (hier mit der rechten Hand).

### Überprüfung auf Vollständigkeit

Es erübrigt sich, darauf hinzuweisen, daß nur eine vollständige Untersuchung für die Erhe-bung des Fußstatus hilfreich ist. Die vollstän-dige Durchuntersuchung nach den vorgege-benen Schritten schützt davor, einzelne Aspekte zu übersehen, die der Patient selbst in seiner Schilderung nicht unmittelbar angibt. Es hat sich aber auch gezeigt, daß der Patient nach Durchführen der gesamten Untersuchung abschließend gezielt gefragt

werden sollte, ob seiner Meinung nach etwas Wichtiges vergessen worden sei. Diese Frage ist für eine nochmalige Überprüfung und auch für die Wertung der erhobenen Befunde von Bedeutung.

### Trittspur

An die so durchgeführte Untersuchung schließt sich eine Trittspuraufnahme an, die auch am Podogramm gemacht werden kann. Sie zeigt die Belastungsdruckpunkte im Stand bei plan aufliegendem Fuß.

### Schrittabwicklung

Zur Beurteilung der Schrittabwicklung sollte der Patient mehrmals auf- und abgehen. Der Untersucher sollte sich dabei die Schrittab-wicklungsphasen vergegenwärtigen, um vor-liegende Abweichungen zu bemerken.

### Schuhwerk

Im Zusammenhang mit der Untersuchung sollte auch das getragene Schuhwerk beurteilt werden. Am besten eignen sich hierzu be-reits länger getragene Schuhe. Durch die Abnutzung weisen die Schuhe auf Verände-rungen der Schrittabwicklung hin.

## 3.3.2 Trittspur

Die Trittspur dient neben der Inspektion als wesentliche Hilfe zur Diagnose der verschie-denen Fußformen und ermöglicht die Doku-mentation (*Grifka* 1988). Für die Trittspur-nahme gibt es verschiedene Methoden, die eine Weiterentwicklung des ursprünglichen Verfahrens von *Schultze* (zit. nach *Hohmann* 1948) darstellen, um einen Belastungsab-druck des Fußes im Stand zu nehmen. Ziel der Trittspurnahme ist die Feststellung der **Auf-trittsfläche** und insbesondere der Stellen erhöhter **Druckintensität.** Bei hoher Druckintensität wird das Trittspurblatt stark angefärbt, so daß eine abgestufte Festlegung von Stellen relativ großer bzw. geringer oder fehlender Druckbelastung möglich ist. Hauptbelastungspunkte der Fußsohle können eindeutig erfaßt werden. Stellen fehlenden Druckes sind frei von Farbe.

### Beurteilung der Farbintensität

Die Unterschiede in der Farbintensität müssen auf jeder Trittspur **einzeln** beurteilt werden, da die Farbunterschiede die Druckunterschiede unter der betreffenden Fußsohle widerspiegeln. Bei gleich starker Färbung verschiedener Trittspurblätter darf nicht auf quantitativ gleiche Druckwerte geschlossen werden, da andere Stärken der Farbaufbringung vorliegen können. Allen Methoden gemeinsam ist, daß die Dauer der Zeit, die der Proband auf dem Papier steht, keinen Einfluß auf die Farbintensität hat. Grundsätzlich sollten zur Trittspurnahme nur Verfahren angewendet werden, bei denen der Fuß keinen Kontakt mit Farbe oder Nässe hat.

### Durchführung

Zur Trittspurnahme steht der Patient zweckmäßigerweise auf einem Bein. Dadurch wird der betreffende Fuß mit dem gesamten Körpergewicht belastet und die Hauptdruckpunkte zeichnen sich stärker ab, was für eine relative Beurteilung der Farbintensität vorteilhaft ist. Ein Abstützen, beispielsweise zur Seite muß während des kurzen Einbeinstandes vermieden werden. Dadurch würde zum einen die auf dem Fuß ruhende Last des Körpergewichtes gemindert, zum anderen würde der Schwerpunkt außerhalb der Auftrittsfläche liegen und das Druckbild wäre verzerrt. Die **Lagerung des Schwerpunktes in die Auftrittsfläche** während des Einbeinstandes ist mit der Situation des Standbeines während des Laufens vereinbar, wie von *Hlavac* (1978) bei der Beschreibung der Schwerelinie beim Laufen (Abb. 7) dargestellt.

Zur Durchführung der Untersuchung soll der Patient mit dem Rücken zu einem bereitstehenden Stuhl stehen. Ein Fuß des aufrechtstehenden Patienten wird sodann in Knöchelhöhe umfaßt und von oben auf das Trittspurblatt gesetzt. Der Fuß soll bewußt flach aufgesetzt werden und jegliches Abrollen ist zu vermeiden. Sodann ist der Patient aufzufordern, sich auf ein Bein zu stellen. Anschließend kann er sich auf den bereitstehenden Stuhl setzen, während der Fuß auf dem Blaupapier ruht. Der Fuß kann wahlweise im belasteten oder im entlasteten Zustand mit einem senkrecht geführten Stift umzeichnet werden (Abb. 9).

Der gesamte Vorgang des Einbeinstandes spielt sich innerhalb weniger Sekunden ab. Die Trittspurnahme stellt eine einfache Methode zur Erzielung einer reproduzierbaren Standaufnahme dar.

### Auswertung

Der auf der Trittspur abgebildete Fußstempel kann nach *Matthiass* (1977) in Fersenstempel, Brücken- und Vorfußstempel mitsamt den Zehen untergliedert werden (Abb. 10).

Anhand der üblichen klinischen Kriterien für die **Fußgewölbeeinstufung** kann die Trittspurbeurteilung standardisiert werden. Die nachfolgend beschriebenen Fußgewölbeausprägungen können jeweils in dem abgebildeten Einstufungssystem verfolgt werden (Abb. 11).

### Längsgewölbe

**Unauffälliges Längsgewölbe:** Bei voll abgezeichneter Fersenfläche hat die Brücke auf dem Trittspurblatt als Verbindungslinie zwischen Fersenstempel und Vorfußstempel in Höhe des Ristmaßes **ein Drittel der Breite der Umrißzeichnung.** Ein Absinken des inneren Längsgewölbes im belasteten Zustand im Vergleich zum unbelasteten Zustand ist mit dem Auge nicht zu erkennen. Das proximal der Basis des V. Metatarsale erkennbare

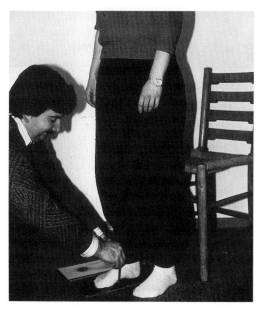

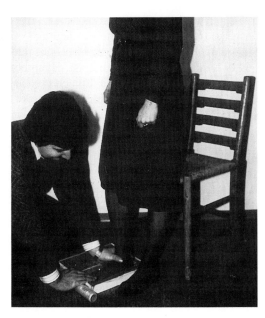

**Abb. 9a** Der auf der Trittspur positionierte Fuß wird mit einem senkrecht geführten Stift umfahren, um den Fußumriß auf der Trittspur einzuzeichnen. Zum sicheren Hinsetzen steht ein Stuhl unmittelbar hinter der Patientin.

**Abb. 9b** Gleiches Arrangement für einen Tretschaumabdruck. Der Fuß wird im Knöchelbereich geführt und kräftig in den Schaum getreten.

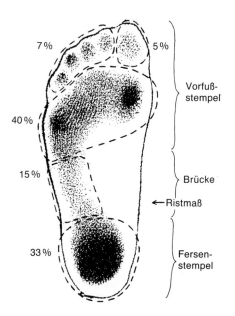

**Abb. 10** Unterteilung des Fußstempels der Trittspur in Vorfußstempel, Brücke und Fersenstempel nach *Matthiass*. Prozentuale Belastungsverteilung nach *Regenspurger*.

äußere Längsgewölbe zeichnet sich in der Umrißzeichnung am lateralen Rand zwischen Ferse und Rist ab.

Plattfuß und Hohlfuß sind nach Ausprägung und Zahl der folgenden Kriterien von Grad I bis III eingestuft mit Grad III als schwerster Form.

**Plattfuß:** Die Auftrittsfläche der **Brücke ist etwa halb so breit oder breiter als die Umrißzeichnung** in Höhe des Ristmaßes. Auch im entlasteten Zustand ist das Längsgewölbe abgeflacht. Bei der schwersten Form liegt der mediale Fußrand auch ohne Belastung dem Boden auf. Der **Vorfuß** steht in **Supination.** Talus oder Os naviculare sind medial über die Verbindungslinie von Ferse und Großzehenballen vorgetreten und imponieren als sogenannter doppelter Innenknöchel. *Schoberth* (1977) weist darauf hin, daß ein Os naviculare cornutum als Variation keine Abflachung des Fußlängsgewölbes bewirkt. Der **Vorfuß** steht in **Adduktion.**

**Senkfuß:** Die Brücke ist **etwa halb so breit wie die Fußumrißzeichnung.** Die Gewölbesenkung ist aktiv ausgleichbar und in unbela-

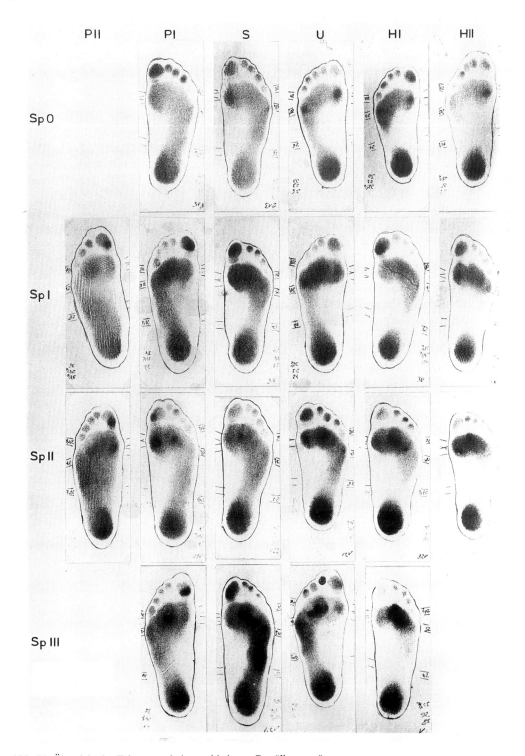

**Abb. 11** Übersicht der Trittspuren bei verschiedenen Gewölbeausprägungen.
Von links nach rechts: P II = Plattfuß 2. Grades, P I = Plattfuß 1. Grades, U = unauffällige Längsgewölbsausprägung, H I = Hohlfuß 1. Grades, H II = Hohlfuß 2. Grades.
Von oben nach unten: Sp 0 = unauffällig ausgebildetes Quergewölbe, Sp I/II/III = Spreizfuß 1./2./3. Grades.

stetem Zustand deutlich geringer als in belastetem. Die Fußplatte kann **torquiert** werden.

**Hohlfuß:** Fersenstempel und Vorfußstempel stehen **nicht in Verbindung.** Bei schweren Formen zeichnen sich lateral nur noch die Ferse und das V. Metatarsaleköpfchen ab, während die Fußsohle auf ganzer Länge des V. Metatarsale keinen Druck überträgt. Im unbelasteten und belasteten Zustand zeigt sich eine Überhöhung des inneren und äußeren Längsgewölbes. Der **Vorfuß** ist **pronatorisch aufgebogen** und steht in **Adduktion.**

## Quergewölbe

Bei **unauffälligem Quergewölbe** finden sich auf der Trittspur die **Hauptbelastungspunkte unter I. und V. Metatarsaleköpfchen.** Unter den Metatarsaleköpfchen II bis IV zeigt sich ein ungefähr gleichmäßiger, geringer Druck, der etwa dem der Brücke entspricht. Der innere Rand des Vorfußstempels beschreibt um den Großzehenballen eine Kreislinie, deren Umkehrpunkt zur Mitte der Fußsohle hinweist, bevor diese Linie mit umgekehrter Drehung bogenförmig in Richtung Fußspitze zurückweicht und dann die mediale Begrenzung der Brücke bildet. Die Quergewölbsverspannung ist am Fuß auch proximal der Metatarsaleköpfchen mit dem 2. Strahl als höchstem Punkt festzustellen. Bei frei hängendem Fuß ist lateral des Großzehenballens eine Furche zu erkennen, die vom inneren Längsgewölbe zu den Zehen verläuft. Von **dorsal** zeigt sich auch bei belastetem Fuß eine **konvexe Wölbung des Vorfußes** zwischen den Ballen.

Einteilung der Quergewölbssenkung **(Spreizfuß)** von Grad I−III (Abb. 12):

Bei **Grad I** sind die einzelnen Metatarsaleköpfchen noch weitgehend gegeneinander verschiebbar. Unter den Metatarsaleköpfchen **II bis IV** herrscht ein **etwa gleich großer Auftrittsdruck** wie unter den **Ballen.** Die Metatarsaleköpfchen stehen nach **dorsal ohne** Wölbung in einer geraden Linie.

Während die Ballen bei Grad I noch gleich stark wie die abgesunkene Wölbung auftreten, zeichnen sich bei **Grad II** die **mittleren Metatarsaleköpfchen stärker als die Ballen ab** oder es liegt nur **ein Ballen mit dem gleichen Druck wie das gesunkene** Quergewölbe auf.

Bei **Grad III** als schwerster Ausprägung treten die **wesentlich tiefer** als die Ballen **liegenden mittleren Metatarsaleköpfchen mit erheblich größerem Druck** als die Ballen auf. Sie sind zum vorderen Hauptdruckpunkt geworden und zeichnen sich mitunter einzeln ab. Das einstige Quergewölbe ist **nach dorsal deutlich konkav** gebogen.

Mit zunehmender Ausprägung der Quergewölbssenkung läßt sich eine stärkere Beschwielung unter den Metatarsaleköpfchen erkennen.

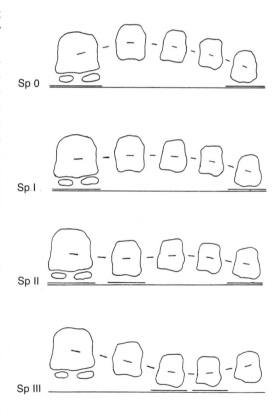

**Abb. 12** Einteilung der Quergewölbssenkung.
Sp 0: regelrecht ausgebildetes Quergewölbe.
Sp I−III: Quergewölbssenkung zunehmender Stärke
mit III als schwerster Ausprägung.

# 4 Grundsätze der Einlagenversorgung

## 4.1 Allgemeine Feststellungen

Bedenkt man das gesamte Feld ärztlicher Tätigkeit, so macht die Einlagenversorgung nur einen geringfügigen Teil aus. Um eine zielgerichtete und erfolgreiche Therapie durchführen zu können, ist für dieses Spezialgebiet besondere Sachkenntnis erforderlich. Zunächst sollen einige Grundprinzipien der Einlagenversorgung herausgestellt werden.

### Indikationsstellung

Eine gezielte Indikationsstellung kann nur getroffen werden, wenn die anatomischen Grundlagen, die Biomechanik und die pathologischen Veränderungen mit ihren Auswirkungen berücksichtigt werden. Der vorangehend aufgezeigte Untersuchungsgang zielt auf die genaue Analyse von Fußveränderungen und zeigt auch Wechselwirkungen mit der allgemeinen Statik auf, wie Verlagerungen des Schwerpunktes aufgrund einer allgemeinen Haltungsschwäche oder Veränderungen der Achsstellung etwa durch Beindrehfehler.

Die Indikationsstellung zur Einlagenversorgung muß klar umrissen sein. Es versteht sich von selbst, daß nicht jede Fußveränderung mit einer Einlage therapiert werden kann oder muß. Während Einlagen bei manchen Krankheitsbildern einen durchschlagenden Erfolg zeigen, kann bei anderen Veränderungen überhaupt keine therapeutische Maßnahme notwendig sein oder es können andere Maßnahmen indiziert sein. Die Indikationsstellung zur Einlagenversorgung darf niemals unbewußt wie ein Reflex ablaufen. Vielmehr muß eine individuelle, auf das Beschwerdebild des Patienten zugeschnittene Versorgung bedacht werden. Dazu bedarf es der genauen Einschätzung des Krankheitsbildes und der Abschätzung der Wirkungsweise und Möglichkeiten der Einlagenversorgung.

### Individuelle, sachgerechte Versorgung

Jedem Arzt, der um eine individuelle Versorgung bemüht ist, verbietet sich schon aus Kenntnis der anatomisch-pathologischen Zusammenhänge eine Versorgung mit konfektionsmäßig angebotenen Pseudoeinlagen. Bedauerlicherweise gibt es mittlerweile Firmen, die in medizinisch nicht zu vertretender Art Fertigeinlagen für den Verkauf über den Ladentisch anbieten. Natürlich wird heutzutage kein Arzt wie unsere altvorderen Orthopäden selbst die Einlage ausarbeiten. Jeder verordnende Arzt sollte jedoch genaue Kenntnisse über die speziellen Erfordernisse der Einlagenversorgung haben und die Ausführung sachgerecht überprüfen können, um eine Therapie gezielt durchzuführen. Daher darf es auch nicht durch eine Pauschal- oder Standardrezeptur den medizinischen Assistenzberufen überlassen werden, nach eigenem Geschmack eine Einlagenversorgung vorzunehmen.

### Vielfalt der Versorgungsmöglichkeiten

Bei der genauen Rezeptur der Einlagenversorgung ist der Arzt mit dem Problem konfrontiert, daß es eine nahezu unüberschaubare Vielfalt von Formen und Materialien gibt. Jeder Einlagenfabrikant empfiehlt seine eigenen geschützten Modelle und jeder Orthopädie-Schuhtechniker oder Orthopädietechniker preist seine selbst bevorzugten Ausführungen an. Es ist selbstverständlich, daß auch der Arzt aufgrund seines Erfahrungshorizontes unter Berücksichtigung der ihm bekannten Materialien und der Hersteller in seinem

Umkreis bestimmte Modelle bevorzugt. Dies erklärt, daß auch aus berufenem Munde immer wieder unterschiedliche Meinungen über Einlagenversorgungen im prinzipiellen und die Art der Einlagentherapie im speziellen laut werden.

Um die Vielfalt der Versorgungsmöglichkeiten und die therapeutische Zielsetzung nicht im Stadium der Unsicherheit zu belassen, sollen nachfolgend Grundprinzipien der Einlagenversorgung herausgestellt werden. Dazu muß der therapeutische Ansatz, und damit das Ziel der Einlagenversorgung, geklärt werden. Um dieses Ziel zu erreichen, muß der Arzt ausdrücklich zur Form und zum Material Stellung nehmen.

## 4.2  Prinzipielle Zielsetzung der Einlagenverordnung

Mit Hilfe von Einlagen, also durch das einfache Unterlegen einer Form unter den Fuß, soll eine fehlerhafte Statik ausgeglichen werden und eine veränderte Schrittabwicklung normalisiert werden. Dieses kleine Hilfsmittel soll also große Hilfe leisten.

Außerdem sind Einlagen eine elegante Lösung. Sie können in der Regel unmerklich in den Schuh eingelegt werden und von einem Schuh zum anderen gewechselt werden. Entscheidend ist, daß die Einlage eine individuelle Paßform hat und auf das jeweilige Krankheitsbild abgestimmt ist. Ist die Zielsetzung der Einlagenversorgung nicht klar umrissen, so ist auch die Effizienz der Versorgung zweifelhaft.

### Wirkungsweisen

Grundsätzlich können drei unterschiedliche Wirkungsweisen von Einlagen angestrebt werden:

- korrigierend
- stützend
- entlastend oder bettend

Grob verallgemeinernd kann man herausstellen, daß die Indikation zu einer **korrigierend** wirkenden Einlage bei einem noch wachsenden Fuß zu stellen ist. Dabei soll die Einlage eine formende Kraft ausüben. Sie muß den Fuß sicher fassen und nach einem Prinzip von Druckpunkten wirken.

Einlagen mit **stützender** Wirkung sind vorrangig bei Haltungs- und Stellungsfehlern indiziert. Sie sollen der regelrechten Fußform möglichst nahekommen und müssen bei statischer und dynamischer Überlastung den Fuß in belastungsfähiger Form erhalten und durch ihre stützende Funktion Last abfangen.

Einlagen mit **entlastender oder bettender** Wirkungsweise zielen darauf ab, lokale Druckschmerzhaftigkeiten freizulegen und von Belastung auszusparen oder durch Bettung der gesamten Fußsohle Druckmaxima zu vermindern und die Belastung gleichmäßiger zu verteilen (z. B. bei Kontrakturen).

### Prüfung des therapeutischen Effektes

Auf keinen Fall dürfen aufgrund unangebrachter Wirkungsweisen bei kritikloser Einlagenversorgung gesunde Strukturen beeinträchtigt werden. Dies kann z. B. geschehen, wenn ohne therapeutischen Sinn Druckkräfte aufgebaut werden oder die Eigenbeweglichkeit des Fußes eingeschränkt wird. Die therapeutischen Möglichkeiten der Einlagenversorgung sind zwangsläufig begrenzt. In ihrer Eigenschaft als „Unterlegplatte" des Fußes kann die Einlage lediglich bei Belastung wirken.

Bei Fußschmerzen handelt es sich in den meisten Fällen um Störungen der Statik und Dynamik mit veränderten Belastungsverhältnissen. Eine Reihe von Veränderungen der Statik und Schrittabwicklung ist jedoch nicht durch den Fuß selbst verursacht und kann deshalb durch eine „Unterlegplatte" in Form der Einlage nicht ausreichend beeinflußt werden. Mitunter haben Schuhzurichtungen einen größeren Einfluß auf die Schrittabwicklung, da sie durch ihre Form während der Abwicklung Richtungen bestimmen können.

Die Möglichkeiten und Grenzen der Einlagenversorgung im speziellen werden bei den einzelnen Krankheitsbildern aufgezeigt. Der Arzt sollte beim Einsatz von Einlagen anspruchsvoll und kritisch sein, da nur bei korrekter Ausführung die angestrebte Wirkungsweise erzielt werden kann. Es ist zweifellos besser, bei der Überprüfung der Einlage nötigenfalls eine Korrektur zu verlangen als durch die Akzeptanz einer fehlerhaften Ausführung Behandlungsrichtlinien und damit den Behandlungserfolg aufzugeben.

## 4.3 Materialien (Werkstoffe)

Die in den Listen der Krankenkassen verzeichneten Materialien Holz, Metall, Kork, Plexidur und Leder haben mittlerweile eine jahrzehntelange Tradition. In den Vordergrund rückt heute jedoch eine Vielzahl von Kunststoffen, die Vorteile in der Verarbeitung und den Trageeigenschaften zeigen. Dank des großen Angebotes von geeigneten Kunststoffen können heute viele Fußleiden mit weniger aufwendigen Einlagen versorgt werden als früher. Bei der sich ständig vergrößernden Zahl der Kunststoffe, die zudem noch mit den Eigennamen der verschiedensten Hersteller bis zur Unkenntlichkeit verschlüsselt werden, ist das Angebot für den Arzt wie für den Techniker unüberschaubar.

Einige dieser Kunststoffe bedürfen einer besonderen Arbeitstechnik für die Fertigung. So müssen verschiedene Schaumstoffe vom Betrieb selbst hergestellt werden, indem mehrere Komponenten in einem festgelegten Verhältnis unter bestimmten Temperaturen und Feuchtigkeitsbedingungen gemischt werden (*Henkel* 1981). Mitunter sind für das Gießen oder Schleifen spezielle Sicherheitsvorkehrungen, wie Einmalhandschuhe und Absauganlagen, erforderlich. Daher sind neben dem reinen Material auch die Erfahrung und die Fertigkeit der jeweiligen Werkstatt im Umgang mit diesen Materialien für die angestrebte Versorgung entscheidend.

Es kommt also besonders darauf an, daß die Vorstellungen des Arztes über die Ausführung der Einlage genau bekannt sind, und daß

der Arzt bei der Wahl des Materials die technischen und handwerklichen Möglichkeiten des Betriebes kennt. Beim Abwägen der speziellen Materialeigenschaften von solchen Kunststoffen, die sich nur geringfügig voneinander unterscheiden, und dem angestrebten Therapieziel ist das jeweilige Kunststoffmaterial vergleichsweise weniger bedeutend als die genau abgestimmte Zusammenarbeit zwischen Arzt und Techniker.

Selbstverständlich ist das Material entsprechend der therapeutischen Zielsetzung zu wählen. An dieser Stelle sollen Eckdaten der Materialeigenschaften aufgezeigt werden:

### Holz

Holz kann für die Einlagenversorgung nicht empfohlen werden, da es schon fundamentale Forderungen nicht erfüllen kann. Die Möglichkeit einer individuellen Formung ist bei Holz sehr begrenzt. Ebenso besteht keine ausreichende Nachformmöglichkeit. Eine Einlage mit Holzfeder kann weder dem Therapieziel der Korrektur der Fußform, noch der Stützung, noch der Entlastung oder Bettung nachkommen. Vor der Ära der Kunststoffmaterialien wurde die Holzeinlage wegen des fußfreundlichen Materials als Alternative zur Metalleinlage gesehen. Während Kork insgesamt eine dickere Ausführung verlangt, können Metall- oder Holzeinlagen dünn gearbeitet werden. Mit den modernen Kunststoffmaterialien ist dieser vermeintliche Vorteil der Holzeinlage geschwunden, da diese Materialien deutlich bessere Eigenschaften für die Einlagenversorgung aufweisen als Holz.

### Metall

Metalleinlagen können wegen der Festigkeit des Materials betont dünn gehalten werden. Am geläufigsten sind Duraluminium und V2A-Stahl. Selbst aus einer Stärke von 0,8 mm V2A-Stahl können noch Einlagen gearbeitet werden, wenn durch das Treiben (Hämmern) eine genügende Spannung im Material aufgebaut wird, die dann für die Formbeständigkeit und für die Verhinderung des Durchtretens bei Belastung sorgt. Duraluminium hat den Nachteil, daß es relativ weich und daher auch in Legierungen oft nicht ausreichend formbeständig ist. Die frühere Korrosionsgefahr (*Hohmann* 1982) ist heute durch Oberflächenbeschichtung gemindert. Duraluminium wird durch Sintern oder Eloxieren vor Korrosion geschützt, was besonders bei Schweißfüßen wichtig ist. V2A-Stahl wird rostfrei angeboten. Metalleinlagen können für **stützende oder korrigierende** Versorgung eingesetzt werden. Zurecht wird gelegentlich darauf hingewiesen, daß die technische Fertigung von Einlagen aus V2A-Stahl problematisch ist (*Dorian* 1987).

In einer prospektiven, randomisierten Studie bei gleichzeitiger Versorgung eines Fußes mit einer Kork-Leder-Einlage und des anderen mit einer Metalleinlage wählten die Patienten mit reinen Längs- und Quergewölbssenkungen fast gleich häufig die Metalleinlage für die endgültige Versorgung wie die Korkeinlage (*Grifka* 1989). Das wesentliche subjektive Argument für die Wahl der Metalleinlage war die dünne Ausführung, die das Einsetzen der Einlage auch bei Damen im Konfektionsschuh erlaubt.

Ein Nachteil der Metalleinlagenversorgung ist darin zu sehen, daß der Rand nur schlecht so hoch gearbeitet werden kann, daß Achsfehlstellungen im Kalkaneusbereich ausreichend korrigiert werden können. Eine Gefahr liegt außerdem darin, daß Metalleinlagen oft schmal geschliffen werden, damit sie möglichst wenig Kontaktstellen am seitlichen Schuhobermaterial haben. Dies geschieht zum Teil aus Vorsicht, damit die relativ scharfe Einlagenkante das Oberleder bei den unvermeidbaren minimalen Bewegungen der Einlage im Schuh nicht durchscheuert. Metalleinlagen sind gegen Fußschweiß beständig und abwaschbar, wodurch sie besonders pflegeleicht sind. Bei ausreichender Dicke – an das Körpergewicht angepaßt – ist die Formbeständigkeit von Metalleinlagen gut. Aufgrund der Festigkeit des Materials haben sie allerdings eine äußerste Steifheit gegen Ver-

wringung, wie diese bei der normalen Schrittabwicklung notwendig ist. Die mangelnde Flexibilität kann schließlich auch der Grund dafür sein, daß die Ferse trotz der dünnen Einlage im Schuh schlüpft, weil die Metalleinlage den Schuh in Form eines starren Hebels fixiert.

## Kork

Von den herkömmlichen Einlagenmaterialien ist Kork das am häufigsten verwendete. Korkeinlagen können exakt individuell geformt und auch nachgearbeitet werden. Sie können präzise über einem Gipsmodell aufgebaut werden. Durch die gute Bearbeitungsmöglichkeit mit Schleifen und Fräsen kann die Einlagenunterseite auch dem Schuhwerk gut angepaßt werden. Kork ist fußfreundlich und bietet sich wegen der Materialkonsistenz (relative Weichheit) für eine **stützende** oder **bettende und entlastende** Versorgung an. Die relative Weichheit des Materials kann bei schwergewichtigen Patienten zu einer Verformung führen. Um dies zu verhindern werden in der Regel Versteifungsmaterialien auf der Korkoberfläche aufgebracht, die mit einer Lederdecke überzogen werden. In dieser Verarbeitung darf die Korkeinlage als formbeständig gelten. In der Schrittabwicklung ist der Kork ausreichend nachgiebig, um der physiologischen Torsion der Fußplatte keinen Widerstand entgegenzusetzen. Eine Korkeinlage kann mit einem guten seitlichen Rand gearbeitet werden und läßt sich dabei im Fersenbereich dünn ausschleifen. Oft ist es jedoch erforderlich, Schuhe für lose Einlagen zu tragen, da eine Korkeinlage den Innenraum des Schuhes deutlich vermindert. In festen Arbeitsschuhen und bei Schweißfüßen zeigt sich ein erhöhter Verschleiß der Einlage, mitunter sind auch Brüche des Materials im Mittelfußbereich festzustellen.

Der sogenannte flexible Kork, bei dem Kork mit einem Kunststoffanteil verpreßt ist, ist in erhöhtem Maße nachgiebig, also weniger formbeständig, was bei schwergewichtigen Patienten berücksichtigt werden sollte.

Kork bietet den besonderen Vorteil, daß er beliebig ausgeschliffen werden kann und Polsterungen aus Gummi oder Schaumstoffen eingearbeitet werden können. Zur Entlastung kann beispielsweise ein lokaler Druckpunkt freigelegt und gepolstert werden. An einer halbsohligen Korkeinlage kann bei Bedarf auch durch ein gesamtes Vorfußpolster die Ergänzung zur langsohligen Einlage vorgenommen werden.

## Plexidur

Eines der geläufigsten thermoplastischen Einlagenmaterialien ist Plexidur. Sowohl die gesamte Einlage als auch lediglich der Einlagenkern können aus Plexidur gefertigt werden. Es wird aus einer Materialplatte geschnitten oder als Rohling weiterverarbeitet. Es wird auf 140° erwärmt und über dem jeweils angefertigten Modell geformt. Hierfür **muß** also ein entsprechender **Gipsabdruck** vorliegen. Das Material legt sich genau der Form an. Ebenso kann es mühelos durch Wiedererwärmen nachgeformt werden, auch wenn nur einzelne Partien geändert werden sollen. Plexidureinlagen zeichnen sich durch die selbsttragende Festigkeit und Formbeständigkeit aus. Gleichwohl haben sie eine Belastungselastizität und somit Stoßdämpfung im Längsgewölbsbereich. Dieses Material ist fest, nur gering verwringbar, von leichtem Gewicht und im Schuh raumsparend. Es zählt zu den hautfreundlichen und schweißbeständigen Materialien.

Die Anwendungsmöglichkeiten sind vielfältig. So kann Plexidur gut für **stützende** und **korrigierende** Einlagen eingesetzt werden. Auch bei Kindern läßt sich eine gewünschte Backenform gut ausarbeiten. Das Material läßt sich entsprechend schleifen oder fräsen, wodurch Kanten geglättet werden können. Da Plexidureinlagen dünn gehalten werden können, eignen sie sich auch für Damenkonfektionsschuhwerk. Wegen der Schweiß- und Formbeständigkeit können Plexidureinlagen gut in Arbeitsschuhen getragen werden, ohne einen übermäßigen Verschleiß zu riskieren.

## Neuere Kunststoffmaterialien

Bei der Vielzahl der **flexiblen thermoplastischen Materialien** und **Schaumstoffe** muß in Abstimmung mit der therapeutischen Zielsetzung jeweils die Weichheit und Formbeständigkeit des Materials bedacht werden.

**Weichschäume** haben den Vorteil, daß sie sich dem Fuß genau anpassen können. Nach individueller Formung kann der Fuß somit im Zuge der Belastung ein eigenes Bett finden. Solche Weichschäume sind mit gutem Erfolg bei Rheumatikern und entzündlichen Veränderungen des Fußes einzusetzen. Die druckempfindlichen Partien können entsprechend einsinken, so daß eine relativ gleichmäßige Druckverteilung über der gesamten Fußsohle resultiert. Dadurch sind Druckmaxima nivelliert. Diese Einlagen sind selbst bei kaum belastungsfähigen, hoch empfindlichen Füßen einzusetzen. Für eine gut **bettende** Versorgung empfiehlt sich eine **langsohlige** Ausführung. Wegen ihrer Dicke erfordern sie das Tragen von Schuhen für lose Einlagen. In einer großporigen Ausführung können diese Weichschäume nicht schweißstabil sein. Unter Umständen bedürfen sie bereits nach einigen Monaten der Erneuerung. Für Sporteinlagen sind solche Weichschaummaterialien nicht geeignet.

**Härtere Schaumstoffmaterialien** können als Unterbau für in sich instabile weiche Werkstoffe eingesetzt werden oder je nach Härte selbst für Einlagen mit stützender Funktion angewendet werden. Mit zunehmender Festigkeit und Stabilität des Materials kann die Ferse bei erhaltener Stützfunktion der Einlage dünn ausgeschliffen werden. Eine solche formstabile und platzsparende Einlage kann dann auch in einem eleganten Schuh getragen werden (*Wenger* 1988).

Bei vermehrtem Strapazieren der Einlagen, etwa durch starke Schweißbildung, entsprechende Gewichtsbelastung oder im Sportbereich, empfehlen sich **widerstandsfähige, elastische Schaumstoff- oder gummiartige Materialien,** die in verschiedenen Härtestufen verfügbar sind. Die gewünschte Elastizität kann nach Härtegrad-Einteilungen gewählt werden. Allerdings sind die oft unterschiedlichen Einteilungsskalen verschiedener Firmen in ihren numerischen Angaben nicht vergleichbar. Statt dessen ist eine selbsttätige manuelle Prüfung der betreffenden Materialien anzuraten, um die Unterschiede unmittelbar am Werkstoff festzustellen.

Individuelle Formung und Nachformmöglichkeiten bereiten in der Regel kein Problem. Die Elastizität ist sowohl in Hinblick auf die Spontanrückstellwirkung als auch auf Dauerelastizität zu prüfen, um eine genügende Formbeständigkeit zu gewährleisten. Die Verwringbarkeit ist in der Regel gut und das Gewicht leicht.

Diese Materialien lassen sich sowohl mit einer **bettenden** als auch mit einer **stützenden** Funktion einsetzen. Bei Einlagen für Sportschuhe ist auf die erforderliche Spontan- und Dauerelastizität sowie Formstabilität zu achten. Um die stoßabsorbierende, federnde Wirkung auszunutzen, ist neben der Materialeigenschaft auch auf eine genügende Dicke im Fersenbereich zu achten (*Johnson* 1988). In Sportschuhen können diese Einlagen gut getragen werden, wenn die vorhandene Innensohle entfernt wird. Um eine gute Bettung zu erreichen wird in der Regel eine langsohlige Ausführung gewählt. Für Straßenkonfektionsschuhe sind solche Einlagen nicht geeignet. Will man diesen Dämpfungseffekt außerhalb des Sports nutzen, so sind Schuhe für lose Einlagen notwendig.

Für eine gezielte **Entlastung** kann ein härteres Gummi- oder Schaumstoffmaterial auch mit einem weicheren **kombiniert** werden, indem das weichere in entsprechende Aussparungen eingearbeitet wird.

## Rezeptur zusätzlicher Einlagen

Die gesonderte Rezeptur von **Sport**einlagen neben anderen Einlagen wird vom Kostenträger in der Regel nicht anerkannt, es sei denn, der sportliche Einsatz ist unabwendbar etwa zur Berufsausübung. Ebenso bedarf es einer Begründung, wenn ein zweites Paar Einlagen für **Arbeits**schuhe rezeptiert wird. Eine solche Verordnung ist in der Regel dadurch begründet, daß in geschlossenem Arbeitsschuhwerk durch erhöhte Beanspruchung ein übermäßiger Verschleiß der Einlage auftritt. Bei Verordnung eines zweiten Einlagenpaares, etwa aus Plexidur für die Arbeitsschuhe, wird dem schnellen Verschleiß bei der Berufstätigkeit entgegengewirkt.

## Einlagenbezug

Für die Akzeptanz einer Einlage spielt auch die Optik eine Rolle. Der Bezug einer Einlage mit einer **Lederdecke** hat nicht nur den Vorteil, daß dadurch eine hautfreundliche Oberfläche geschaffen wird. Außerdem wird dadurch das Anziehen des Schuhes erleichtert, während Schaumstoff-, Gummi- und auch Korkmaterialien ohne Lederbezug am Strumpf haften und das Anziehen der Schuhe erschweren. Sicherlich hat der Lederoberflächenbezug auch einen psychologischen Effekt, da Leder im Gegensatz zu Kunststoff oder Metall als Kontaktstoff besser akzeptiert wird. Leder kann den Fußschweiß aufnehmen, zeigt danach allerdings eine entsprechende Dunkelfärbung. Eine Kontraindikation für eine Lederdecksohle der Einlage besteht nur bei Allergien auf Gerbstoffe. Alternativen zum Lederbezug sind **Kunststoffmaterialien** oder **Textilien.** Einlagen aus Plexidur oder Metall **ohne Bezug** sind zwar abwaschbar, haben aber den Nachteil, daß sich zwischen Fußsohle und Einlage eine Feuchtigkeitsschicht bildet. Solche Einlagen werden oft als kalt empfunden und die Schwitzneigung erscheint vermehrt. Das Material an sich führt jedoch nicht zu einem vermehrten Schwitzen des Fußes.

## „Klima" des Schuhes

Für die Luft- und Feuchtigkeitsdurchlässigkeit des Schuhes ist immer die am wenigsten durchlässige Schicht ausschlaggebend. Oftmals sind auch die Obermaterialien luft- und feuchtigkeitsundurchlässig, wodurch eine Erhöhung der Schuhinnentemperatur und der Luftfeuchte im Schuh bedingt wird, (*Diebschlag* 1980; *Krasnow* 1978). Für die Luftzirkulation im Schuh sorgt ein Pumpmechanismus des Fußes, wenn das Längsgewölbe bei jedem Schritt beim Abtreten aufgrund der Gewölbeverspannung ein wenig von der Fußauflagefläche abhebt und sich in der Aufliegephase bei Abflachen des Gewölbes der Fußunterfläche nähert. Dieser Pumpmechanismus liegt mit und ohne Einlagenversorgung vor. Die Schuhsohle selbst ist niemals feuchtigkeitsdurchlässig, weder von innen noch von außen. Schließlich würde es doch vom Schuhträger moniert werden, wenn Wasser von unten in den Schuh eindringen könnte.

Mitunter wird das Gefühl, daß der Fuß bei einer Einlagenversorgung vermehrt schwitze, durch das zu enge Anliegen des Schuhes hervorgerufen. Bei jeder Einlagenversorgung ist generell darauf zu achten, daß ein entsprechend großer Schuh getragen wird. Die Anpreisung eines Einlagenmaterials als „atmungsaktiv" setzt sich der Gefahr der Unsachlichkeit aus.

Schließlich muß noch darauf hingewiesen werden, daß eine Schweißneigung des Fußes auch durch Synthetikstrümpfe hervorgerufen sein kann. Sie sind schlecht luft- und feuchtigkeitsdurchlässig und haben keine feuchtigkeitsabsorbierende Eigenschaft (*Biener* 1972). Bei dem Argument des Patienten, daß er mit den Einlagen vermehrt schwitze, ist also auf die Größe des Schuhes einzugehen und darauf, daß entsprechend feuchtigkeitsaufnahmefähige Strümpfe aus Baumwolle oder Wolle getragen werden sollten.

### Rezeptur abweichender Materialien

Zur Rezeptur des Einlagenmaterials bei der Verordnung muß nochmals darauf hingewiesen werden, daß bei den Kostenträgern in aller Regel lediglich Positionen für Holz, Metall, Kork und Plexidur sowie eine Lederdecke existieren. Entsprechend muß bei Verordnung eines der neueren Kunststoffmaterialien eine „wie-Rezeptur" erfolgen. Beispiel: Ein Paar Einlagen wie Kork-Leder mit Vorfußpolster aus ...schaum nach Gipsabdruck.

## 4.4 Fertigung nach Maß oder Gipsabdruck?

Auf der Rezeptur muß der Arzt auch festlegen, ob die Einlage nach Maß oder nach Gipsabdruck gefertigt werden soll. Mit dieser Vorgabe wird die handwerkliche Arbeitstechnik bestimmt. Um die Vor- und Nachteile abwägen zu können, werden nachfolgend die Unterschiede der Methoden und ihre Bedeutung für die Einlagenanfertigung aufgezeigt.

### Fertigung nach Maß

Für die Anfertigung nach Maß wird eine Trittspur genommen (S. 16 ff). Die Trittspur zeigt die belasteten Areale und die druckfreien Bezirke. Als **zweidimensionales** Verfahren kann die Trittspur nur begrenzt Aussagen über die Form des Fußes machen. Ergänzende Angaben zur Form müssen zusätzlich schriftlich festgehalten werden. Der Zuschnitt der Einlage und die Formung müssen aus den Maßen der Trittspur abgeleitet werden. Da die Trittspur einen **Belastungsabdruck** widergibt, können die Punkte der Überbelastung genau umschrieben festgestellt werden. Entsprechend können nach der Trittspur mit sicherem Anhalt Stützpunkte festgelegt werden und Areale beschrieben werden, die vom Belastungsdruck angenommen werden sollen.

Es versteht sich, daß bei einer Trittspur **kein** Positivmodell der korrigierten Fußform gearbeitet werden kann. Das bedeutet, daß die Einlage nicht nach einem Modell aufgebaut werden kann, sondern nur nach den Informationen der zweidimensionalen Trittspur.

## Fertigung nach Gipsabdruck

Sollen Einlagen nach einem **korrigierten Positivmodell** gearbeitet werden, so muß hierfür natürlich eine Negativform abgenommen werden. Wenn mit der Rezeptur eine Anfertigung nach Gipsabdruck verlangt wird, wird entweder ein Gipsnegativ angefertigt oder eine der neueren Methoden des Fußabdrucks angewandt. Das kann in Form eines Wachsabdruckes geschehen oder auch mit einem Tretschaumnegativ. Von dieser Negativform wird sodann ein Positivmodell hergestellt, über das die Einlage gearbeitet wird (Abb. 13).

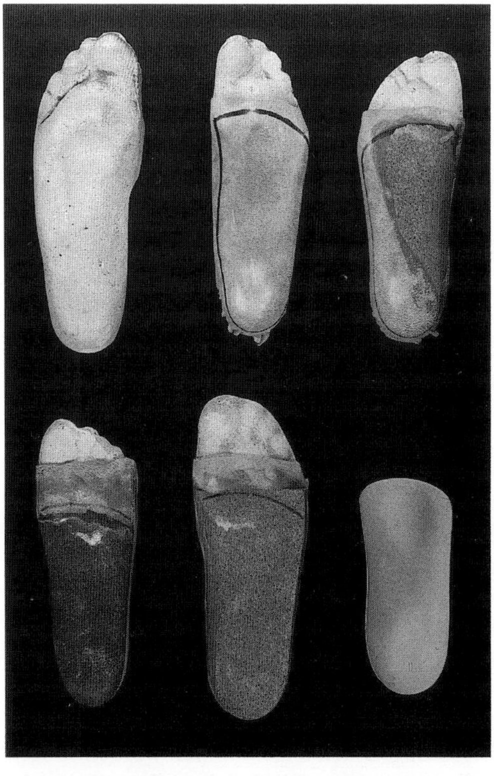

**Abb. 13** Fertigung einer Kork-Leder-Einlage über einem Gipspositivmodell.
Von links nach rechts: Obere Reihe: 1. korrigiertes Gipsmodell (bearbeitet) mit ausgeformten Gewölben, 2. ausgezogene Lederdecke der Einlage, 3. Gewölbeausarbeitung mit Kork. Untere Reihe: 4. Aufbringung der Versteifungsschicht, 5. Korkaufarbeitung, 6. fertige Kork-Leder-Einlage.

Bei dem ursprünglichen Verfahren des Gipsabdruckes wird unter der Fußsohle bis zu den seitlichen Rändern Gips anmodelliert, meist in Longuettenform. Die gewünschte **dreidimensionale** Formabbildung des Fußes ist natürlich nur dann gewährleistet, wenn der Gips den Fußrand entsprechend in der Höhe umfaßt, bis zu der die Einlage anliegen soll. Es ist verständlich, daß der Gips unter Umständen nur schwer modelliert werden kann und die Gefahr einer weiteren Verformung besteht, wenn er in noch weichem Zustand abgenommen wird.

## Grundsätzliches zur Gipsabnahme

In der Literatur werden unterschiedliche Angaben über die Herstellung der Gipsnegativform gemacht:

Mitunter wird ein Gipsmodell des unbelasteten Fußes mit größtmöglicher Korrektur gefordert. Im unbelasteten Zustand ist natürlich eine manuelle Korrektur und sogar eine Torsion des Fußes möglich. *Hägeli* (1972) empfiehlt die Ausmodellierung des Gipsabdruckes am unbelasteten Fuß vorzunehmen und vor Erstarren leicht belasten zu lassen. I. und V. Mittelfußköpfchen sollen dabei dem Boden aufliegen. Nach diesem Negativ soll dann eine nochmals korrigierte Gipsform hergestellt werden, über die die Einlage gearbeitet werden muß. Diese theoretisierte Vorstellung der Gipsnegativnahme vereint den Wunsch, einen Abdruck vom korrigierten und zugleich belasteten Fuß zu bekommen. In der Praxis ist dieses Verfahren jedoch nicht zu realisieren. Deswegen muß wohl auch bei dem von *Hägeli* angegebenen Vorgehen eine nochmalige Korrektur am Gipspositiv vorgenommen werden.

Das Problem der Gipsnegativanfertigung liegt darin, daß bei dem weichen, verformbaren Material, das über längere Zeit gleichmäßig gehalten werden muß, nicht alle dreidimensionalen Korrekturen mit der Hand durchgeführt werden können. Bei komplizierten Stellungsänderungen des Fußes kann nicht allen Positionsveränderungen entgegengewirkt werden. Außerdem ist der Fuß in unbelastetem Zustand wesentlich kürzer als in belastetem. Eine vollständige Korrektur in belastetem Zustand kann also nur in Ausnahmefällen gelingen. Ein besonderes Problem der Gipsnegativanfertigung am unbelasteten Fuß liegt darin, daß eine völlige Verdrehung der Fußfläche unbemerkt eingenommen werden kann. Dadurch ist eine achsgerechte Stellung der Fußfläche zum Unterschenkel nicht gewahrt.

Bei Abnahme eines Belastungsabdruckes mit Gipsnegativ bleibt es bei der längeren Belastungsphase bis zum Aushärten des Gipses nicht aus, daß der Patient den Fuß leicht hin- und herbewegt und dadurch Abweichungen von der tatsächlichen Form entstehen.

Neben all diesen Nachteilen stellt das Gipsen zudem noch eine Belästigung für den Patienten dar.

## Weiterentwicklung des Gipsverfahrens

Von der Handhabung her kann mit **Wachsfolien** in angenehmerer Weise ein Abdruck genommen werden. Hierbei bestehen jedoch die gleichen Probleme der Korrektureinstellung des Negativabdruckes in unbelastetem und belastetem Zustand wie beim Gipsen. Ein großer Nachteil der Wachsfolien liegt darin, daß oft unbemerkt sekundäre Nachverformungen eintreten. Dies geschieht beispielsweise durch Erwärmung bei Sonneneinstrahlung oder auch schon durch die Wärme der Arbeitsräume, so daß die Form völlig unbrauchbar wird.

Ein elegantes Verfahren für die Herstellung einer Negativform ist durch **Tretschaum** gegeben (Abb. 9b). Im Zweibeinstand tritt der Patient in den Tretschaum. Durch die kurze Belastungsphase wird ein Abdruck des Fußes mit größtmöglicher Genauigkeit gewonnen. Die Form des Fußes unter Belastung mit tatsächlicher Länge und Breite wird real abgebildet. An dem aus dieser Form gegossenen Gipspositiv werden sodann entsprechend der Zielsetzung der Einlage die gewünschten Korrekturen vorgenommen. Mit dem Tretschaumverfahren kann die beste Paßgenauigkeit der angefertigten Einlage erzielt werden.

## Indikation zum Gipsabdruck

Die Rezeptur „nach Gipsabdruck" ist bei verschiedenen Fußveränderungen notwendig. Bei allen Einlagen mit **korrigierender** Wirkungsweise versteht sich die genaue Fertigung nach Gipsabdruck von selbst. Sie ist besonders empfehlenswert bei **komplexen Fußfehlstellungen,** da hierbei nur durch das Positivmodell eine gute Formung der Einlage erreicht werden kann. Ebenso ist sie bei allen **Fußsenkungen** empfehlenswert, um eine gut ausgeformte, gezielte Abstützung zu gewährleisten. Auch bei Einlagen mit **bettender** Wirkungsweise muß ein formgetreues Modell des Fußes vorliegen, um durch gleichmäßiges Aufliegen der Fußsohle auf der Einlage eine bettende Wirkung auszuüben. Für **Schalen-** oder **Halbschaleneinlagen** ist ebenfalls ein Gipsabdruck erforderlich, damit die Einlagen gut anliegen.

## Indikation zur Maßfertigung

Bei einer Einlagenversorgung mit **rein entlastender** Zielsetzung ohne zusätzlich zu beeinflussende Fehlstellungen oder Fußformvarianten empfiehlt sich die Angabe „nach Maß", um auf der Trittspur umschriebene **Hyperpressionsbereiche** abgrenzen zu können.

## Gipsabdruck durch den Arzt

Da es bei der Einlagenversorgung auf die genaue Form des Gipsabdruckes ankommt und hierbei unterschiedlich vorgegangen werden kann, ist es verständlich, daß sich eine Reihe von Ärzten die Mühe macht, selbst das Gipsnegativ abzunehmen und die Form für die Weiterbearbeitung bereitstellt. In diesem Fall ist auf der **Rezeptur „nach gelieferem Gipsnegativ"** zu vermerken. Selbstverständlich kann hierbei auch eines der modernen Verfahren Anwendung finden.

# 4.5 Anforderungen an das Schuhwerk

Bei der Einlagenversorgung ist nicht nur sicherzustellen, daß eine Funktionseinheit zwischen Fuß und Einlage besteht, sondern es muß auch eine Einheit zwischen Einlage und Schuh hergestellt werden. Um der Wechselwirkung zwischen Einlage und Schuh gerecht zu werden, muß sowohl die Einlage für den Schuh geeignet sein, als auch der Schuh für die Einlage.

Für die Einlagenversorgung sind die sonst üblichen Kriterien für ein fußgerechtes Schuhwerk gültig. Darüber hinaus sind einige spezielle Punkte für die Einlagenversorgung zu berücksichtigen.

### Fußgerechtes Schuhwerk

Ganz allgemein gilt, daß der Schuh neben seiner ursprünglichen Schutzfunktion als Bekleidungsstück den Fuß in seiner natürlichen Funktion bei Bewegung und Belastung unbehindert lassen muß. Ein Schuh kann erst als fußgerecht eingestuft werden, wenn er sowohl **fußform-** als auch **fußfunktionsgerecht** ist. Das bedeutet, daß er nicht nur in Länge, Weite und Form paßt, sondern der Fuß auch in seiner natürlichen Funktion ungehindert ist. Der Fuß soll unter Lasteinwirkung das natürliche, elastische Federn der Fußgewölbe entfalten können und somit die kinetische Auftrittsenergie durch die Dämpffunktion der Gewölbe vermindern. Ohne dieses federnde Abfangen der Auftrittskraft würde der Stoß bei jedem Tritt in die höher gelegenen Gelenke weitergegeben.

### Auswirkungen der Schrittabwicklung

Um bei der Schrittabwicklung nicht zu hindern, muß der **Vorfußbereich** flexibel sein. Er muß die Dorsalextension der Zehen in der Abstoßphase ungehindert zulassen und darf auch die torsionsartige Umlagerung vom Außenbereich des Vorfußes zum Großzehenballen während der Abstoßphase nicht behindern. Damit die Zehenextension ungehindert stattfinden kann, muß der Schuh bei normaler Auflage des Fußes im Stand noch etwa 7 mm Platz zwischen längster Zehe und vorderer Schuhbegrenzung haben. Dieser Platz ist nötig, da bei der Dorsalextension der Zehen in der Abstoßphase eine relative Verkürzung der Schuhsole auftritt (Abb. 14).

Die **Sohlenauftrittsfläche** soll so groß gewählt sein, daß eine genügende Standsicherheit gegeben ist und die Belastung über die gesamte Fußsohle gleichmäßig verteilt ist.

Durch einen hohen **Absatz** wird eine Mehrbelastung des Vorfußbereiches bewirkt. Der gesamte Fuß steht durch den Absatz auf einer schiefen Ebene, und der in Bodenkontakt befindliche Vorfußbereich muß dadurch zusätzlich Last übernehmen, die bei flachem Aufliegen des Fußes von den gut belastbaren

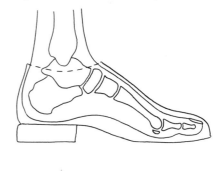

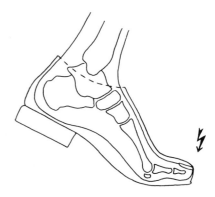

**Abb. 14** Bei nur geringem Freiraum der Zehen im Stand entsteht in der Abstoßphase aufgrund der Raumnot Druck auf die Zehen. Der stete Druck kann zur Deformierung der Zehen führen.

Fersenknochen getragen wird (Abb. 15). Diese stete Mehrbelastung führt häufig zu einer Zehenfehlstellung wegen Raumbeengung und zur Spreizfußausbildung. Bei einem hohen und entsprechend spitzen Absatz ist zudem auch die Seitstabilität vermindert. Dies kommt auch in dem unsicheren Balancieren auf dem Schuh zum Ausdruck. *Möhler* (1965) sieht die höchstzulässige Grenze für einen Absatz aus fußgesundheitlicher Sicht bei 40 mm. Mit der Höhe des Absatzes steigt die Krafteinwirkung auf den Vorfuß, was nach Ansicht von *Möhler* zum Aufbiegen des inneren Fußstrahles führt und für die Spreizfußbildung mit ursächlich ist.

Beim Schuhkauf sind nicht nur bei Damen modische Gesichtspunkte bestimmend. Beim Damenschuh ist der Vorfußbereich meist eng gehalten und die **Vorderkappenform** annähernd symmetrisch ausgebildet. Der Vorfuß

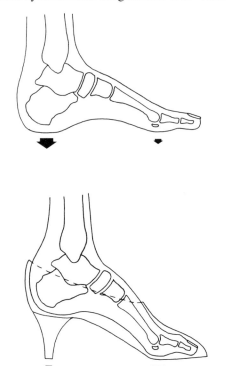

**Abb. 15** Bei flachem Aufliegen des Fußes auf dem Boden wird ein wesentlicher Teil der Last von der Ferse getragen. Bei hohen Absätzen erfolgt eine Umverteilung der Belastung. Der Vorfußbereich muß v. a. über die Mittelfußköpfchen zusätzlich Last übernehmen.

wird durch den eng anliegenden Schuh, den wir ja viele Stunden am Tag tragen, eingeschnürt und die Großzehe wird nach außen gedrängt. Sie gerät also in Valgus-Position. Schon 1781 forderte *Petrus Camper* einen geraden Schuhinnenrand bis zur Großzehe und eine asymmetrische Ausbildung der Vorderkappe, um genügend Zehenfreiheit zu gewährleisten. Durch eine funktionswidrige Haltung bei enger Vorderkappenform wird die Leistungsfähigkeit der Fußsohlenmuskulatur vermindert und somit die Funktionsfähigkeit des Fußes eingeschränkt. Es werden geradezu Fußschwächen provoziert.

Es sollte immer bedacht werden, daß der Fuß haltungsgerecht beschuht sein muß. Nur wenn er seine Funktion im harmonischen Zusammenwirken seiner Teile entfalten kann, bleibt seine Leistungsfähigkeit erhalten. Der Schuh hat nur eine Form, der Fuß jedoch viele, da er eine statische wie auch dynamische Funktion erfüllt.

## Problematik der Konfektionsschuhe

Der in Serie gefertigte Konfektionsschuh kann **niemals** der **individuellen** Fußform entsprechen. Oft werden Schuhe mit einem sogenannten Fußbett angepriesen. Es versteht sich von selbst, daß bei einer Massenfertigung niemals den unterschiedlichen Gewölbeausprägungen Rechnung getragen werden kann. So haben Menschen mit gleicher Fußlänge ganz unterschiedlich lange Zehen und entsprechend weiter vor- oder zurückverlagerte Metatarsaleköpfchen. Die Längsgewölbeausprägung ist ebenfalls sehr unterschiedlich. Da es ohnehin nur selten Schuhe mit verschiedener Vorfußbreite gibt, wird erst recht nicht der Versuch unternommen, Schuhe mit unterschiedlich eingebrachten Gewölbestützen anzubieten. Schon von ökonomischen Aspekten der Lagerhaltung und der Kurzlebigkeit der Mode ist dies nicht zu verwirklichen. Außerdem wären Schuhverkäuferinnen wie Kunden mit der sachgerechten Beurteilung völlig überfordert.

Die derzeit angepriesenen sogenannten Fußbettungen haben eher psychologischen als medizinischen Sinn. Um einen Schuh, der ja zunächst wesentlich nach modischen Aspekten beurteilt wird, prinzipiell für jeden Fuß „passend" zu machen, wird die **Quergewölbsstütze** grundsätzlich weit nach proximal versetzt. Dadurch kommt sie nicht retrokapital zu liegen, denn dann würde sie bei Kunden mit relativ kurzen Metatarsalia zu schmerzhaften Druckempfindlichkeiten wegen der Falschplazierung führen. Aufgrund der zu weit proximalen Einbringung ist sie zwar in aller Regel wirkungslos, gibt dem Käufer jedoch das Gefühl einer vorderen Fußstütze. Die **Längsgewölbsstütze** ist prinzipiell weit nach distal gezogen. Damit hat sie eher abflachende Wirkung auf das Längsgewölbe, indem sie den ersten Strahl aufbiegt und den Vorfuß in relative Supination bringt. Bei Steh- und Gehbelastung wirkt sie direkt gewölbabflachend, da sie wegen der Anbringung in Nähe des ersten Metatarsale dieses hochhebelt. Diese Anbringung bedeutet also nicht nur einen gut zu vermarktenden psychologischen Effekt, sondern zugleich einen medizinisch höchst bedenklichen Nachteil. Die regelrechte Positionierung der Längsgewölbsstütze in Nähe des Sustentaculum talare wird stets gemieden, da dies ein Druckgefühl hervorrufen kann, was dem potentiellen Käufer zunächst unverständlich ist und was bei ihm aus Unverständnis Grund dafür sein kann, den Schuh abzulehnen.

Bei belastungsstabilen Fußgewölben sind ohnehin keine Fußstützen erforderlich, so daß auf konfektionsmäßig angebotene sogenannte Fußbettungen auf jeden Fall verzichtet werden sollte. Ist die Gewölbefunktion beeinträchtigt und eine orthopädische Versorgung von Nöten, so kann dies in den meisten Fällen mit einer Einlage geschehen. Eine Einlage muß stets zum Tragen in einem Schuh geeignet sein, da sie ja nur in dieser Form Anwendung findet. Für einen Schuh sind über die bereits prinzipiell zu fordernden Eigenschaften für eine fußgerechte Versorgung hinaus einige spezielle Kriterien zu fordern, damit er einlagentauglich ist.

## Voraussetzungen für die Einlagenversorgung

Mit umfrangreichen Untersuchungen zur Schuhlänge bei Kinderschuhen stellt *Timm* (1979) heraus, daß der vor der Einlagenversorgung getragene Schuh grundsätzlich zu klein ist. Da Einlagen zusätzlich in den Schuh gelegt werden, beanspruchen sie einen Teil des **Innenvolumens.** Dadurch verbleibt ein verkleinertes Restvolumen für den Fuß. Nicht nur bei der Versorgung mit einer langsohligen Einlage, sondern auch bei einer sogenannten halbsohligen, die bis zu den Metatarsaleköpfchen reicht, muß der Schuh entsprechend größer gewählt werden. Nur dann haben die Zehen genügend Platz zum Strecken und es ist genügend Raum für den Vorfuß vorhanden.

Bei Zehendeformitäten ist auf jeden Fall ein längerer Schuh erforderlich, da durch eine Korrekturwirkung der Einlage auch die Zehen wieder in eine bessere, gerade Stellung gebracht werden. Der Schuh darf auf keinen Fall einschnürend wirken und somit den Fuß auf der Einlage bedrängen. Dadurch würde die Einlagenwirkung beeinträchtigt.

Der Schuh muß **am Fußrist** fest sitzen, weshalb sich ein Schnürschuh mit sicherem, durch die Schnürung dosierbarem Halt empfiehlt (*Dubois* 1975).

Im Fersenbereich sollte neben einer **breiten Absatzauflagefläche** auch durch den **Schuhschaft** genügender **Seithalt** gewährleistet sein. Da durch das Einbringen einer Einlage zwangsläufig die Innenhöhe im Fersenbereich geringfügig reduziert ist, besteht bei niedrigem Fersenschaftabschluß die Gefahr, daß sich die Ferse in der Abstoßphase aus dem Schuh hebt. Dies geschieht auch bei zu starrer, unflexibler Sohle. Dann kann die gesamte rückwärtige Schuhpartie bei Dorsalextension der Zehen nicht dem von der Lauffläche abgehobenen Fersenteil folgen. Daher ist bei einer Einlagenversorgung für einen sicheren Halt der Ferse im Schuh sowohl eine **hochreichende Fersenkappe** als auch eine **flexiblere Sohle** im Vorfußbereich zu fordern. Dann ist die Ferse auch beim Tragen der Einlage genügend vom Schuh gefaßt, und der Schuhschaft wird bei Dorsalextension der Zehen in der Abwicklungsphase mit der Ferse hochbewegt.

Es bedarf keines ausführlichen Hinweises, daß bei schmerzenden Füßen mit plantaren Druckempfindlichkeiten keine Schuhe mit hauchdünnen Ledersohlen getragen werden dürfen, die jeden Bodenbelag durchspüren lassen. Bei solchen Schuhen ist jeglicher Therapieversuch zum Scheitern verurteilt.

Einseitig abgelaufenes oder im Obermaterial weit ausgetretenes Schuhwerk ist für eine Einlagenversorgung nicht geeignet, da diese Veränderungen den Bewegungsablauf entscheidend einseitig beeinflussen und dadurch die Effizienz der für regelrechtes Schuhwerk gearbeiteten Einlage vermindern.

## 4.6 Abstimmung der Einlage auf den Schuh

Daß die Einlage mit dem Fuß eine Funktionseinheit bilden muß, ist selbstverständlich, damit die Einlage den beabsichtigten therapeutischen Effekt bewirken kann. Die Einlage muß aber auch eine Einheit mit dem Schuh bilden. Und zwar in der Hinsicht, daß das Kontaktgefühl des Fußes mit dem Boden nicht beeinträchtigt ist und die feinmotorischen Funktionen des Fußes, die sich in der Reaktionsschnelligkeit und Kraft der Muskeln zeigen, nicht gestört sind.

### Beschaffenheit der Einlage

Um eine Einheit mit dem Schuh zu bilden, muß die Einlage im Schuh exakt plaziert sein. Sie darf nicht hin- und herrutschen und muß fußseitig mit dem Schuhschaft abschließen.

Die Unterfläche der Einlage muß dem Schuh angepaßt sein. Beispielsweise darf sie im Fersenbereich keine Eckkante auf der Unterseite haben, die ein schlüssiges Anliegen der Einlage im Schuhfersenbereich verhindert. Die Einlage muß also an der Unterseite entsprechend gerundet sein (Abb. 16).

Im Fersenbereich muß die Einlage so dünn wie möglich sein, damit die Ferse trotz Einlage an der Schuhhinterkappe Halt hat.

Der Übergang einer sogenannten halbsohligen Einlage, die bis zu den Mittelfußknochen reicht und den Vorfuß frei läßt, muß glatt und dünn ausgeschliffen sein. Eine Kante kann zu störendem Druck führen.

Zum Fuß hin muß der Einlagenrand seitlich bündig am Obermaterial des Schuhes anliegen. Ist dies nicht der Fall, also bei einer zu schmalen Einlage, so drücken die seitlichen, leicht hochgezogenen Randkanten der Einlage in die Fußsohle. Man muß sich aber davor hüten, eine Einlage schon dann als zu schmal zu beurteilen, wenn man bei der Inspektion von Einlage und Schuh bei weit geöffnetem Schuh einen Spalt zwischen Einlagenrand und Obermaterial sieht. Hierbei darf nicht unmittelbar auf eine zu schmale Ausarbeitung der Einlage geschlossen werden. Es muß bedacht werden, daß der Schuhschaft beim Schnüren

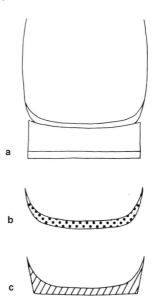

**Abb. 16** Die Innenrundung des Schuhes (a) muß für die Unterseite der Einlage berücksichtigt werden (b). Unbearbeitete Kanten der Einlagenunterseite (c) verhindern ein paßgenaues Anliegen der Einlage im Schuh.

auch zu den Seiten hin enger anliegt. Will man prüfen, ob ein Spalt zwischen Schuhobermaterial und Einlagenrandkante verbleibt, so muß man sich durch einen leichten seitlichen Druck gegen das Obermaterial vorstellen, wie die Einlage im geschnürten Schuh liegt. Liegt der Einlagenrand dabei dem Obermaterial an, so ist die Einlage seitlich gegen Verrutschen gesichert.

Damit die Einlage in Längsrichtung nicht rutscht, kann sie unterseitig mit einem rauhen Bezug versehen werden. Ist auch das nicht ausreichend, gewährleistet die Anbringung eines Klettverschlusses, entweder nur unter der Ferse oder auch unter Ferse und vorderem Einlagenbereich, eine rutschsichere Positionierung. Damit der betreffende Schuh auch ohne Einlage getragen werden kann, sollte tunlichst das Stoffmaterial in den Schuh geklebt werden und das härtere Hakengewebe unter die Einlage. Mit solchen Klettverschlüssen sind Einlagen auch sicher in Sandalen zu fixieren.

## Bedeutung der Gelenksprengung

Ein Vorteil der Einlagenversorgung liegt in der Möglichkeit, die Einlage in verschiedenen Schuhen nutzen zu können. Bei dem Schuhwechsel ist jedoch unbedingt darauf zu achten, daß die gleiche Gelenksprengung vorliegt. Damit ist gemeint, daß die Höhendifferenz zwischen Ferse und Vorfuß im Schuh gleich ist. Die Absatzhöhe des Schuhes muß also etwa gleich sein, um die Einlage von einem Schuh in den anderen wechseln zu können. Eine Einlage kann nur für die Fußstellung bei der entsprechenden Gelenkstellung angefertigt werden. Wegen der unnachgiebigeren Form der Einlage bei fester Gelenksprengung und der Formveränderung des Fußes bei wechselnder Fersenhöhe, kann die Einlage bei einer anderen Gelenksprengung ihre Funktion nicht erfüllen. Eine Einlage für eine niedrige Gelenksprengung liegt bei einem Schuh mit hoher Gelenksprengung im Fersenbereich und an der Einlagenvorderkante nicht auf (Abb. 17).

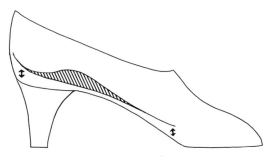

**Abb. 17** Die für eine niedrigere Gelenksprengung gearbeitete Einlage liegt bei einem Schuh mit hoher Gelenksprengung im Fersenbereich und an der Einlagenvorderkante nicht auf.

Ob eine Einlage die dem Schuh entsprechende Gelenksprengung aufweist, kann **folgendermaßen kontrolliert** werden: Die im Schuh liegende Einlage wird mit je einem Finger an den Auflagepunkten für erstes und fünftes Mittelfußköpfchen gegen den Schuh gedrückt, während gleichzeitig auf die Fersenmulde der Einlage gedrückt wird. Dabei muß die Einlage ohne zu wackeln aufliegen. Ist eine Wippbewegung zwischen Fersenteil und vorderem Einlagenteil zu erzeugen, so sind Einlage und Schuh nicht füreinander geeignet. Man vergewissere sich, ob nicht ein konfektionsmäßig eingebrachtes Pseudofußbett für den Wippeffekt ursächlich ist, was sodann zu entfernen wäre. Ist keine solche punktuelle Unebenheit des Schuhes selbst die Ursache, so haben Schuh und Einlage unterschiedliche Gelenksprengung.

Die Form des Fußes selbst ändert sich mit der Höhe der Gelenksprengung. Dies kann am Längsgewölbe am einfachsten demonstriert werden. Durch eine höhere Fersenposition verschiebt sich der Wölbungsscheitel (*Kirsten* 1980). Eine weiche Einlage läßt sich zwar in gewissen Grenzen ohne Wackelbewegung in einen Schuh mit hoher Gelenksprengung einlegen, die Längsgewölbsstütze ist jedoch nicht der veränderten Gewölbeform angepaßt. Ähnliche Verschiebungen zeigen sich im Quergewölbsbereich in Abhängigkeit von der Steilstellung.

Um keine Effizienzeinbuße der Einlage zu riskieren, sollte die Einlage auf den Schuh abgestimmt sein, und das für die Einlagenversorgung gewählte Schuhwerk die aufgezeigten Anforderungen erfüllen.

Wird bei der Rezeptur keine Höhe der Gelenksprengung angegeben, so wird von der üblichen Gelenksprengung von ca. 2–3 cm ausgegangen. Nur bei einer davon abweichenden Höhe sollte die Gelenksprengung genannt werden.

Therapeutisch kann für die Wahl einer anderen Gelenksprengung die Stellung des Kalkaneus ausschlaggebend sein. Bei einem isolierten Knickfuß, also bei einer alleinigen Valgusstellung des Kalkaneus, kann sich bei einer Haltungsinsuffizienz schon durch Anspannen der Muskulatur die Achsstellung korrigieren. Hierbei sollten zu niedrige Absätze vermieden werden, da dadurch eine Überlastung des inneren Fußrandes verstärkt wird. Dann kann ein geringfügig erhöhter Absatz die Anspannung der Muskulatur unterstützen und somit therapeutisch günstig sein. Hier kann sich also eine Einlagenversorgung mit vermehrter Gelenksprengung anbieten. Umgekehrt sollten bei Varusstellung des Kalkaneus mit entsprechend verstärkter Längsgewölbsausbildung hohe Absätze vermieden werden, da die Fußwölbung nur verstärkt würde. Hierbei empfiehlt sich die Einlagenversorgung bei extrem flachen Schuhen.

Bei der Wahl einer speziellen **Absatzhöhe** bedenke man stets, daß ausreichende Trittsicherheit und Seithalt gewährleistet sein müssen und daß bei Vorfuß- und Zehendeformitäten grundsätzlich hohe Absätze zu vermeiden sind, um keine zusätzlichen Druckbelastungen und weitere Zehenverbildungen zu provozieren.

Mitunter wird die Indikation zu einer Einlagenversorgung bei hohem Absatz auf Wunsch des Patienten gestellt, beispielsweise weil Frauen behaupten, sie könnten auf Schuhen

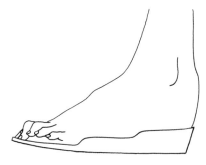

**Abb. 18** Berlakovits Stufenbettung.
Die eingearbeiteten Stufen verhindern, daß der Fuß auf der Schräge der Einlage nach vorne gleitet.

ohne gewohnte Absatzhöhe überhaupt nicht laufen. In den meisten Fällen ist diese Aussage sicherlich per se falsch. In der Regel sind rein subjektive, optische Gründe motivierend. Es kann nur zur Zurückhaltung bei einer solchen Einlagenversorgung gemahnt werden. Die betont modischen Schuhtypen mit hohem Absatz und entsprechend enger Schuhform müssen als mitverursachend für sekundäre Fußdeformitäten gelten. Wird eine Einlagenversorgung bei hohem Absatz veranlaßt, so sollte diese Einlage für einen Schuh mit vermehrter Gelenksprengung mit zusätzlicher Stützung nach dem Prinzip der Berlakovits'schen Stufenbettung (*Rabl* 1982) ausgearbeitet sein, um bei der ohnehin schon vermehrten Belastung im Vorfußbereich ein weiteres Vorgleiten des gesamten Fußes zu vermeiden (Abb. 18). Wird kein stützendes Fersenplateau gearbeitet, rutscht der Fuß wie auf einer schiefen Ebene und der Vorfuß wird vermehrt belastet.

# 5 Krankheitsbilder am Fuß und deren Versorgungsmöglichkeiten mit Einlagen

Bei den nachfolgend aufgeführten Krankheitsbildern werden die entsprechenden Versorgungsmöglichkeiten mit Einlagen dargestellt. Dabei sollen bewährte Versorgungsmöglichkeiten herausgestellt werden, die in ihrer Wirkungsweise auf die anatomisch-pathologischen Vorgänge der jeweiligen Veränderung abgestimmt sind. Es versteht sich, daß diese Versorgungsbeispiele keinen Absolutheitsanspruch erheben können. Angesichts der Vielfalt der vorkommenden Fußveränderungen und ihrer mannigfaltigen ätiologischen Faktoren sowie der unterschiedlichen handwerklichen Vorlieben und Fähigkeiten der individuellen Ausarbeitung seitens der Techniker ist es nicht ausgeschlossen, daß der eine oder andere Behandler auch mit anderen Versorgungen gute Erfahrungen gemacht hat.

Die nachfolgend aufgeführten Fußveränderungen werden zunächst in ihrer anatomisch-pathologischen Eigenart beschrieben. Aufgegliedert nach den unterschiedlichen Zielsetzungen werden sodann beispielhaft typische Einlagenversorgungen aufgezeigt. Versorgungen bei Kindern und älteren Menschen werden besonders berücksichtigt.

## 5.1 Senkfuß

### Definition

Der Senkfuß ist durch eine Absenkung des Längsgewölbes gekennzeichnet. In unbelastetem Zustand zeigt das Längsgewölbe eine unauffällige Ausbildung. Bei Belastung gibt das Längsgewölbe deutlich nach und flacht sich ab. Die **belastungsabhängige Abflachung** ist mit dem Auge zu erkennen. Sie übersteigt deutlich das physiologische Nachgeben des Längsgewölbes beim normalen Gehakt wie von *Puff* (1963) beschrieben. Das Längsgewölbe hat also die federnde Gewölbefunktion unter Belastung eingebüßt.

Bei der klinischen Untersuchung kann ein aktiv und ein passiv korrigierbarer Senkfuß unterschieden werden. Der **aktiv korrigierbare** Senkfuß zeigt bei Anspannen der tiefen Wadenmuskulatur, deren Sehnen medial zur Fußsohle ziehen, ein Aufrichten des Gewölbes. Bei der Untersuchung zeigt sich dies beispielhaft, wenn der Patient in den hohen Zehenstand geht. Beim aktiv korrigierbaren Senkfuß richtet sich das Gewölbe hierbei auf.

Der **passiv korrigierbare** Senkfuß kann nicht durch die Eigenaktivität der Muskulatur aufgerichtet werden. Bei manueller Unterstützung läßt sich eine regelrechte Form des Längsgewölbes erreichen.

### Trittspur

Auf der Trittspur zeigt sich eine **Verbreiterung** der Auftrittsfläche **zwischen Ferse und Vorfuß,** jedoch kein völliges Aufliegen im Bereich des Längsgewölbes. Die Brücke ist etwa halb so breit wie die Umrißzeichnung an dieser Stelle.

### Klinik

Unter dem Längsgewölbe werden häufig Schmerzen angegeben, die mitunter auch erst nach längerer Belastung des Fußes eintreten, also in der Ermüdungsphase. Hierin kommt die Diskrepanz zwischen zugemuteter Belastung und tolerierter Belastbarkeit zum Ausdruck.

*Schilling* (1984) weist darauf hin, daß auch bei normaler Wölbung durch Fußschwächen Beschwerden hervorgerufen werden können. Bei einer **Belastungsschmerzhaftigkeit** in der Vorgeschichte muß also auch an die beginnende Fußsenkung gedacht werden, die

die Beschwerden verursachen kann. Typisch hierfür ist eine zunehmende, ungewohnte Belastung der Füße. Dies ist beispielsweise bei Jugendlichen zu Beginn der Berufsausbildung im Anschluß an die Schulzeit der Fall. Während die Füße zur Schulzeit eher wenig belastet wurden, sind sie insbesondere bei Aufnahme vorwiegend stehender Berufe plötzlich in ungewohnter Weise anhaltender Belastung ausgesetzt. Bei einer Belastungsschwäche ist in dem komplizierten Zusammenspiel von Knochen, Muskeln, Sehnen und Bändern eine Gewölbesenkung die Folge.

Die Gewölbesenkung führt vom unauffällig ausgebildeten Gewölbe über den Senkfuß zum Plattfuß. *Schanz* (1962) kennzeichnet den Senkfuß als Vorstufe zum Plattfuß und faßt beide Formen unter dem Begriff **Insufficientia pedis** zusammen.

## Therapie

Die Behandlung muß also wegen der Diskrepanz von Belastung und Belastbarkeit darauf ausgerichtet sein, die belastungstragenden Strukturen zu stärken. Ein aktives Training der Fußsohlen- und Wadenmuskulatur ist unbedingt zu fordern. Nach Anleitung muß die Gymnastik mehrmals täglich durchgeführt werden.

Die Idee der Kräftigung der Fußsohlenmuskulatur verfolgt auch *Spitzy* (1904) mit seiner aktiven Übungseinlage. Auf einer Platte kann unter dem Längsgewölbe eine Kugel von unterschiedlicher Größe aufgeschraubt werden, die gegen den Fuß drückt und dazu mahnen soll, daß die Fußmuskulatur angespannt wird. Die Größe der aufzuschraubenden Kugel kann je nach Höhe des Längsgewölbes gewählt werden. Diese Übungseinlage kann nur kurzzeitig getragen werden, da bei der ohnehin vermehrten Geh- und Stehbelastung des Fußes eine völlige Überbeanspruchung vorliegt.

Da der im Senkungsprozeß befindliche Fuß nicht unmittelbar entsprechend gekräftigt werden kann, und die Beanspruchung durch die berufliche Belastung fortdauert, muß die Einlagenversorgung auf eine **Verminderung der Überlastung** des inneren Längsgewölbsbereiches zielen. Dieses Ziel kann mit einer **stützenden** Einlagenversorgung verfolgt

werden. Die Druckkräfte müssen bei dem unter der Belastung einsinkenden Längsgewölbe von der Einlage übernommen werden und das Längsgewölbe muß in seiner Wölbung erhalten bleiben. Für diesen Zweck muß die Längsgewölbsstütze ihren Scheitelpunkt am **Sustentaculum talare** haben. Die Einlage soll die Ferse nach lateral umfassen, damit das Fersenbein nicht von der Stütze nach lateral abrutschen kann. Auf gar keinen Fall darf die Längsgewölbsstütze den Scheitelpunkt erst unter dem Navikulare haben. In diesem Fall würde das abgesunkene Fersenbein nicht gefaßt und der Gewölbesenkung nicht begegnet. Der hintere Pfeiler des Längsgewölbes bleibt dann ohne Aufrichtung und unter dem erst als Folge gesunkenen Navikulare wird ein erhöhter, meist schmerzverstärkender Druck ausgelöst. Bei zu distaler Anbringung des Längspelottenscheitels kann schon rein mechanisch von einer supinatorischen Aufbiegung des Vorfußes ausgegangen werden. Das bedeutet, daß das Gewölbe durch eine zu distal angebrachte Pelotte weiter abgeflacht wird.

Den Einwänden, daß mit einer Einlagenverordnung beim Senkfuß der weiteren Fußschwächung Vorschub geleistet wird, muß folgendes entgegengehalten werden: Dem oft über relativ kurze Zeit ablaufenden Senkungsprozeß des Fußes kann durch alleinige, die Fußmuskulatur trainierende Maßnahmen nicht begegnet werden. Die Diskrepanz zwischen Belastung und Belastbarkeit wird entscheidend von der stundenlangen einförmigen Belastung der Füße im täglichen Leben bestimmt. Im Vergleich dazu nimmt jede Fußgymnastik − selbst wenn sie noch so häufig durchgeführt wird − nur verschwindend geringen Raum ein. Um der erhöhten Belastung zu begegnen und damit eine weitere Abflachung des Längsgewölbes zu verhindern, muß eine gezielte Stützung des Gewölbes durchgeführt werden. Das Gewölbe muß in seiner Funktion der Kraftübernahme und -dämpfung erhalten werden. Wegen der Schwäche der aktiv gewölbebildenden Elemente soll lediglich zur Verhinderung eines Abflachens des Gewölbes Kraft übernommen werden. Dieser Zielsetzung entspricht die funktionell stützende Einlagenversorgung.

## Einlagenmaterialien

Für diese rein stützende Funktion können eine Reihe von Materialien gewählt werden, wie Kork, Plexidur oder auch, bei insgesamt empfindlichen Fußsohlen, Schaumstoffmaterialien mit einem festeren und dadurch unnachgiebigeren druckaufnehmenden Längsgewölbskeil. Es ist darauf zu achten, daß der Längsgewölbskeil durch die Einlage selbst oder durch einen gut passenden Schnürschuh genügend Gegenhalt an der Fersenaußenseite hat, damit die Ferse nicht von dem Keil nach lateral abrutscht. Je nach Ausprägung der Fußveränderung kann eine Einlagenversorgung nach Gipsabdruck angeraten sein. Bei leichterer Ausprägung ist eine Versorgung nach Maß ausreichend.

Da für eine Senkfußeinlage grundsätzlich alle Materialien in Frage kommen, kann die individuelle Wahl nach Randfaktoren getroffen werden. So wird man bei Frauen vermehrt besonders flache Einlagen, etwa aus Metall oder thermisch verformbaren Kunststoffen wählen. Bei dem Gefühl des Brennens unter der Fußsohle, was besonders bei Senkfüßen geschildert wird, kann ein Lederobermaterial empfohlen werden.

## Spezielle Einlagentypen

Der vordere Einlagenschnitt bestimmt sich nach der Vorfußausprägung. Will man die Längsgewölbeaufrichtung besonders betonen, so kann eine **Detorsionseinlage** nach *Hohmann* (die Bezeichnungen Torsions- und Detorsionseinlage werden für ein und dasselbe verwandt) gefertigt werden. Hierbei wird die Einlagenaußenseite nach vorne bis zum Zehengrundgelenk vier und fünf vorgezogen und der Vorfuß somit in Pronation gestellt (Abb. 19). Die Tragbelastung wird dadurch frühzeitig auf den Innenrand des Vorfußes verlagert. Es ist jedoch darauf zu achten, daß die Einlage nicht wie eine Außenranderhöhung wirkt. Dadurch würde die Traglinie

schon im Bereich des Rückfußes nach medial verlagert und die Belastung über dem inneren Längsgewölbe vermehrt. Die Tragbelastung soll auch bei der Torsionseinlage im Rückfußbereich möglichst weit zum Fußaußenrand liegen und entsprechend der physiologischen Schrittabwicklung im Vorfußbereich nach medial umgelagert werden. Um in der Abstoßphase nicht zu hindern, muß die Überlänge an der Fußaußenseite so flexibel sein, daß sie ohne Widerstand bei der Dorsalextension der Zehen zum Abstoßen des Vorfußes nachgibt. Ansonsten kann sie die Gefahr des Heraushebelns der Ferse aus dem Schuh wegen der starren Einlage mit sich bringen.

Da der mechanische Angriffspunkt zur Stützung des Senkfußes im Fersenbereich liegt, ist der Gedanke von *Sahm* naheliegend. Bei seinen Ausarbeitungen stellt er die Erhöhung unter dem Fersenbeinbalkon in Verbindung mit einem fest in den Schuh gearbeiteten **Fersenhalter** aus Stahl mit einem verstärkten äußeren Kappenflügel als Gegenlager vor (*Marquardt* 1979). Da diese Teile fest in den Schuh integriert sind, gewährleisten sie eine regelrechte Funktion ohne Gefahr der Verschiebung. Sie erfüllen die Anforderungen für die Senkfußversorgung, haben jedoch den Nachteil, daß sie nicht wie eine Einlage von einem Schuh in den anderen gewechselt werden können.

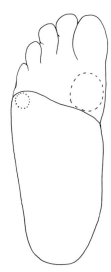

**Abb. 19** Detorsionseinlage nach *Hohmann*.
Am Fußaußenrand weit vorgezogene Einlage, die den Auflagepunkt des ersten Mittelfußköpfchens freiläßt. Der Vorfuß wird dadurch in Pronation gestellt. Durch gleichzeitige Supinationseinstellung der Ferse wird der Fuß noch stärker in sich verwrungen.

Eine isolierte Form dieser Funktionsteile ist die **Helfetschale** (*Helfet* 1956; Abb. 20). Diese Fersenschale läßt den gesamten Vorfuß frei. In ihr ist eine mediale Längsgewölbsstütze eingearbeitet und der äußere Fersenrand wird durch eine äußere Schalenbegrenzung als Widerlager gehalten.

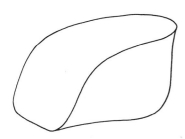

**Abb. 20** Helfet-Fersenschale.
Die hochgearbeitete Schale umfaßt den Fersenbereich zu beiden Seiten, um die Ferse aufzurichten. Der Vorfuß bleibt frei.

*Goymann* (1976) stellt die Indikation zur Helfetschale beim weichen, modellierbaren Knickfuß des Kindes, etwa vom 3.−10. Lebensjahr. Wie bei der gezielten Einlagenversorgung ist die theoretische Vorstellung bei der Helfetschalenversorgung auf eine primäre Stellungskorrektur der Ferse gerichtet. Die Befürworter der Helfetschale betonen die ungestörte Dynamik des Muskelspiels, da die Anlage der Schale auf den Fersenbereich beschränkt ist.

Ein besonderes Problem der Helfetschale stellt jedoch die sichere Plazierung im Schuh dar. Da die Schale nur im Fersenbereich anliegt, kann sie gemeinsam mit der Ferse im Schuh seitlich kippen und verkanten. Eine Einlage wird dagegen aufgrund der großflächigen Anlage an der Fußsohle kippsicher gehalten. Muß also ein entsprechendes Widerlager am äußeren Fersenrand gefordert werden, damit die Ferse auf dem Längsgewölbskeil nicht nach außen abrutscht, dann sollte die Versorgung mit einer Einlage mit erhöhtem äußeren Fersenrand vorgenommen werden (Abb. 24).

**Schwangerschaft als spezielle Indikation**

Der Grund für den Arztbesuch bei einem Senkfuß sind im allgemeinen Fußbeschwerden. Es soll jedoch auch die besondere Situation während der Schwangerschaft angesprochen werden, die oft Grund für die Ausbildung einer Fußgewölbesenkung ist. Auch hier muß von einem Mißverhältnis von Belastung und Belastbarkeit ausgegangen werden. Die während der Schwangerschaft eintretende Fußgewölbesenkung hat ihre Ursache nicht in einer erhöhten Belastung. Die geringfügige Gesamtzunahme des Gewichtes ist zu vernachlässigen. Vielmehr tritt mit der hormonellen Umstellung eine **vermehrte Nachgiebigkeit der Bandstrukturen und des gesamten Weichteilapparates** auf. Somit wird die Belastbarkeit der ligamentären Strukturen reduziert. Die dadurch ausgebildete Fußveränderung ist nach der Geburt nicht rückgängig zu machen. Mitunter wird die Veränderung erst nach der Geburt festgestellt. Der Zeitpunkt der Prophylaxe ist damit vertan.

Da es sich um unvermeidliche physiologische Veränderungen während der Schwangerschaft handelt, sollte auf jeden Fall eine Einlagenversorgung durchgeführt werden, um der zu befürchtenden Fußgewölbesenkung zu begegnen. Die Einlage ist in der Schwangerschaft eine ebenso wichtige Maßnahme wie der Kompressionsstrumpf!

## 5.2 Plattfuß

### 5.2.1 Form- und Funktionsveränderung

**Definition**

Die Übergänge vom Knickfuß zum Knick-Plattfuß und Plattfuß sind fließend. Die Begriffe werden oft wechselseitig verwendet, da bislang keine hinreichende definitionsmäßige Abgrenzung vorgenommen worden ist. Oft liegt ein Mischbild vor, was die klare Einstufung erschwert.

Für die vorliegende Abhandlung soll die folgende Definition gelten, die sich nach der ursächlichen Komponente richtet und auf die Therapie abgestimmt ist:

Liegt bereits bei alleinigem Aufrichten der Ferse aus der Valgusstellung eine regelrechte Ausbildung des Längsgewölbes vor, so wird von einem reinen **Knickfuß** gesprochen. Die Valgusstellung der Ferse ist dann allein dafür verantwortlich, daß sich das Längsgewölbe senkt und der gesamte Fuß als Knick-Plattfuß imponiert. Die alleinige Aufrichtung des Längsgewölbes durch die achsgerade Einstellung der Ferse belegt, daß es sich um keine weitere Formabweichung im Fuß handelt.

Ist durch die alleinige Korrektur der Valgusstellung der Ferse keine regelrechte Ausbildung des Längsgewölbes des Fußes zu erreichen, so wird von einem **Knick-Plattfuß** gesprochen. Hierbei trägt die Valgusstellung der Ferse zu dem Erscheinungsbild des Plattfußes bei. Die Formabweichung des Fußes ist jedoch nicht ausschließlich durch die Valgusstellung bedingt. Vielmehr ist die Formabweichung durch die anderen Fußanteile mitbedingt.

Geht die Formabweichung ohne Valgusstellung der Ferse einher, so liegt ein **Plattfuß** vor. Entsprechend der Valgusdefinition nach *Debrunner* (1978) muß die Ferse hierbei in weniger als 6° valgus stehen. Die Längsgewölbesenkung ist bei dem reinen Plattfuß durch die Neigung der Ferse nach vorne und das Absinken der übrigen Fußwurzelknochen verursacht.

Bei dieser Definition spielt es keine Rolle, wie stark die jeweilige Fußveränderung ausgeprägt ist. Auch bei einem reinen Knickfuß ist es möglich, daß Taluskopf oder Navikulare durch Rotation im Unterschenkel und Fußbereich als doppelter Innenknöchel imponieren.

Der Knickfuß wird in einem separaten Kapitel behandelt. Die nachfolgenden Ausführungen beziehen sich auf den **Plattfuß** und den **Knick-Plattfuß:**

Bei isolierter Betrachtung des Fußes ist den verschieden stark ausgeprägten Formen des Plattfußes ein **völliges Durchsinken des Längsgewölbes** mit Aufliegen des inneren Fußrandes gemeinsam. Dieses völlige Absinken des Längsgewölbes findet sich nicht nur unter Belastung, sondern auch ohne jede Belastung. Talus und Os naviculare sind medial über eine gedachte Verbindungslinie von Ferseninnenrand und Großzehenballen hervorgetreten und imponieren als sogenannter doppelter Innenknöchel.

Beim Vollbild des Plattfußes steht der **Vorfuß in Abduktion** und relativer **Supination.** Die Auftrittsfläche unter dem Fußrist ist noch breiter als die insgesamt verbreiterte Fersenauflage. Die Fußsohle ist auch im Bereich der ehemaligen inneren Längswölbung gleichermaßen verhornt wie in den übrigen Bereichen. Die **Knöchelgabe** ist **nach innen** verdreht, was an der medialen Ausrichtung der Tibiavorderkante bzw. der Außendrehung des gesamten Fußes über mehr als 15° zu erkennen ist.

### Trittspur

Die Trittspur zeigt im Bereich der **Brücke** eine Auftrittsfläche, die **halb so breit oder breiter als die Umrißzeichnung** in Höhe des Ristmaßes ist. Bei ausgeprägten Formen kann auf der Trittspur die winklige Abduktionsstellung des Vorfußes beobachtet werden.

### Gangbild

Aufgrund der ausgeprägten Längsgewölbssenkung ist der Gang des Plattfüßigen **schwerfällig bis stampfend** ohne jegliches elastisches Abfedern beim Aufkommen des Fußes oder Abstoßen vom Boden. Die mangelnde Elastizität und die Verlängerung des Fußes durch das Absinken des Gewölbes können mit als Grund dafür angenommen werden, daß der Plattfüßige durch **vermehrte Außenrotationsstellung** der Füße über den Fußinnenrand nach vorne abwickelt, und den langen, unelastischen Hebelarm des Fußes meidet.

## Röntgen

Röntgenologisch findet sich in Abhängigkeit von der Ausprägung des Plattfußes eine **Neigung des Fersenbeines** zur Auftrittsfläche sowie eine **Steilstellung des Sprungbeines.**

## 5.2.2 Differentialdiagnose

Um der Ätiologie nachzugehen und differentialdiagnostische Überlegungen zu berücksichtigen, sollten zusätzliche Veränderungen besonders beachtet werden:

### Beinachsabweichungen

Durch eine **X-Bein-Stellung** resultiert eine Verlagerung des Schwerpunktes und der Traglinie auf den inneren Fußrand. Somit kann eine vermehrte Belastung des Längsgewölbes zur Ausbildung der Deformität führen. Bei einer **O-Bein-Stellung** kann es kompensatorisch zu einer Knickfußbildung kommen, um die Fußplatte plantigrad auf die Bodenfläche einzustellen. Es sollte immer an höher gelegene **Torsionsfehler** gedacht werden, insbesondere im **Hüftbereich.** Bei klinischer Auffälligkeit ist eine weitere Abklärung vonnöten.

### Lokale Veränderungen

Einer weiteren Abklärung bedürfen unbedingt einseitige Fußveränderungen. Hierbei muß nach **statischen Ungleichheiten** gesucht werden, und es müssen solche **lokale Prozesse** ausgeschlossen werden, die in der Fußdeformität nur ihre Ausdrucksform finden. Es muß ausgeschlossen werden, daß lediglich eine Supinationsfehlstellung des Vorfußes als Ausdruck einer **Entwicklungshemmung** des Fußes im Sinne eines Pes supinatus vorliegt, wie von *Hohmann* (1948) beschrieben. Muskelatrophien an Fuß und Unterschenkel kön-

nen Hinweis für **neurologische Affektionen** mit Lähmungserscheinungen oder Kontrakturen unterschiedlicher Ursache sein. Auch auf **Versteifungen,** insbesondere im unteren Sprunggelenk, wie sie auch bei Arthrosen auftreten, ist zu achten.

## 5.2.3 Kindlicher Plattfuß

Vor jeglicher therapeutischer Maßnahme muß die Abgrenzung der Veränderung von normalen Entwicklungsvorgängen und tolerablen Zuständen diskutiert werden. Dies muß besonders beim **kindlichen Plattfuß** bedacht werden.

### Physiologische Entwicklung

Die Ausbildung der Fußform macht bekanntermaßen eine postnatale Entwicklung durch. Beim Säugling imponiert ein scheinbarer Plattfuß aufgrund vermehrter Fettansammlung unter dem inneren Längsgewölbe, auch als **Spitzy'sches Fettpolster** bezeichnet. Die gesamte plantare Fußfläche wird in Supination gehalten. Diese **Supinationsstellung der Fußplatte** ist nach *Maier* (1969) noch bis zum 2. Lebensjahr festzustellen. Sie verschwindet bei der Aufrichtung zum Stand und hohen Zehenstand. Zu diesem Zeitpunkt setzt eine pronatorische Aufdrehung des Vorfußes ein, und es wird zugleich eine Bewegungszunahme im vorderen, unteren Sprunggelenk und in der Chopart-Gelenklinie beobachtet. Vor dieser Entwicklung sind keine Torsionen der Fußplatte möglich. *Schilling* (1986) berichtet ebenso, daß mit Zunahme der Höhe des medialen Längsgewölbes eine Beweglichkeitszunahme im unteren Sprunggelenk eintritt.

Mit der Aufrichtung aus dem Vierfüßlerstand in den beidfüßigen Stand setzen auch **Torsionen in Ober- und Unterschenkel** ein. Sehr auffällig ist die Verminderung der Antetorsion des Schenkelhalses (*Kummer* 1961). Der Körperschwerpunkt wird nach medial zur Fußinnenseite hin verlagert und wie von *Pauwels* (1965) analysiert, kommt es aufgrund vermehrter Druckbelastung der Epiphysen des medialen Femur- und medialen Tibiabereiches zum kleinkindlichen **X-Bein.** In zwangsläufiger Konsequenz wegen der Schwerpunktverlagerung und Achsveränderung mit zusätzlichem Tieferstehen der Medialseite der distalen Tibia-Gelenkfläche kommt es zu einer Valgusstellung der Ferse mit Einwärtsdrehung der Knöchelgabel und Senkung des Fußes zum Innenrand hin. In diesem Entwicklungsstadium ist das innere Längsgewölbe nicht als Gewölbe im statischen Sinne zu verstehen und vermag nicht aufgrund einer Knochenformung belastungstragend zu sein. Die **Gewölbeaufrichtung** wird vielmehr durch die ligamentären Kräfte und den Muskelzug vollbracht. Dabei dürfen die weiche Muskulatur des Kindes und der lockere Bandapparat nicht irrtümlich als Muskelschwäche und Bandschwäche ausgelegt werden. Diese gewölbeausbildende Funktionsfähigkeit der muskulären Züge wird beim Anheben der Ferse zum hohen Zehenstand bewiesen. Dabei zeigen sich bei regelrechter Verspannung durch die **supinierenden Kräfte,** vor allem durch die tiefen Flexoren aber auch durch den M. triceps surae, die Längsgewölbsausbildung und die Positionsänderung der Ferse aus der Valgusstellung in die Varusstellung. Oft führen die Kinder im Zehenstand dabei gleichzeitig eine Außendrehung der Ferse durch.

In der weiteren physiologischen Entwicklung nimmt die leichte Einwärtsdrehung der Kniescheiben mit Einwärtsdrehung der Unterschenkel und Füße vom vierten bis zwölften Lebensjahr stetig ab, da sich die **vermehrte Hüftantetorsion reduziert.** Während des achten bis zehnten Lebensjahres horizontalisiert sich außerdem die leicht nach medial geneigte **tibiotalare** Gelenkfläche (*Bernau* 1985).

### Therapiebedürftigkeit

Diese normalen Entwicklungsgänge sollte man sich vor Augen halten, wenn die Eltern wegen des in der Tat auffälligen Gangbildes mit Innenrotationsstellung des Fußes und Absinken des Längsgewölbes Rat suchen. Unter Berücksichtigung der physiologischen Entwicklung wäre es verfehlt, in diese normalen Entwicklungsstufen mit dem Versuch einer statischen Belastungsverlagerung einzugreifen. Eine Therapiebedürftigkeit besteht dann, wenn sich **Abweichungen von der physiologischen Entwicklung** zeigen.

Eine solche wesentliche Abweichung liegt vor, wenn das Kind im hohen Zehenstand die Valgusstellung der Ferse und die Fußsenkung vom Rückfuß her nicht selbst ausgleichen kann. Dies muß als Hinweis für eine **Muskelschwäche** gelten (*Mau* 1969). Dann ist die Gefahr gegeben, daß die eigentlich funktionell reversible Haltungsveränderung des Fußes zu einer strukturell irreversiblen Veränderung wird, aus der eine Fußdeformität entsteht.

Bei übergewichtigen Kindern und Kindern mit einer allgemeinen Muskelschwäche, wie dies in allgemeinen **Haltungsfehlern** sichtbar wird, muß stets eine Überlastung befürchtet werden, die bleibende Veränderungen verursachen kann. Eine Notwendigkeit der Therapie besteht auch bei **Persistenz der Knickfußstellung** über den üblichen Zeitraum hinaus und bei besonderer Ausprägung. Klagen Kinder über Fußschmerzen, so ist dem immer nachzugehen.

### Krankengymnastik

Im Vordergrund der therapeutischen Bemühungen muß bei Kindern die krankengymnastische Übungsbehandlung zur **Kräftigung** der **Muskulatur** stehen. Eine Einlagenversorgung kann nur additiven Charakter haben. Sie kann nicht an den primär betroffenen Haltungsstrukturen angreifen. Sie kann nur dafür sorgen, daß der Fuß nicht aufgrund der Haltungsschwäche weiter in Fehlstellung gerät oder gar eine Fixation der Fehlposition ausgebildet wird. Auch intensive krankengymnastische Übungen, die mehrmals täglich unter Aufsicht der Mutter durchgeführt werden müssen, sind alleine nicht dazu in der Lage, der anhaltenden Belastung durch Stehen und Gehen entgegenzuwirken.

## Einlagenversorgung

Die Einlagenversorgung beim Kind muß auf eine **korrigierende** Wirkung abzielen. Zur Festlegung der Einlagenform ist zunächst eine manuelle Einstellung des Fußes vorzunehmen. Dazu sollte die Ferse mit einer Hand umfaßt und aus der Valgusstellung aufgerichtet werden. Hierbei zeigt sich bereits, in wieweit das Längsgewölbe dadurch wiederhergestellt wird und die Prominenz des Navikulare schwindet.

Persistieren bei alleiniger Aufrichtung der Ferse die Vorfußsupination und -abduktion, so sollte geprüft werden, ob die Vorfußstellung bei leichtem lateralseitigen Druck gegen die Basis des Os metatarsale V verbessert werden kann. Bleibt auch hierbei die Supination des Vorfußes bestehen, so liegt eine mangelhafte Torsion der Fußplatte vor. Eine bessere manuelle Einstellung kann dann derart versucht werden, daß die Ferse in leichte Varität geführt wird und der Vorfuß im Gegensatz dazu proniert wird. Dadurch wird ein Detorsionseffekt bewirkt.

Die Einlagenversorgung kann entsprechend der manuellen Korrektur vorgenommen werden. Um lediglich die Ferse aufzurichten, kommt eine **Zweibacken-Einlage** (Abb. 21) zum Einsatz. Die Ferse muß medial und lateral durch die hochgezogenen Backen im gesamten Fersenbereich eng umklammert werden. Der Scheitelpunkt der Längsgewölbspelotte liegt unmittelbar distal des Sustentaculum talare, um die Ferse in der Beinachse aufzurichten. Nur bei eng gefaßter Fersenpartie

kann die Stellung gehalten werden, und das Fersenpolster kann sich nicht verbreitern. Nur bei einer so korrigierten Fersenstellung kommt die knöcherne Fersenauftrittsfläche im lateralen Bereich des Kalkaneus als Hauptbelastungspunkt zum Einsatz. Dieser laterale Kalkaneusbereich hat an seiner Unterseite ein festes Fersenpolster, das die Fersenbelastung beim Auftritt gut verträgt. Bei einer Valgusstellung der Ferse wird dieses belastungsstabile Areal aufgrund der veränderten Statik nur vermindert belastet, während die medialen Fersenanteile und die Muskel- und Sehnenstrukturen am Fußinnenrand vermehrt Druck ausgesetzt sind (*Timm* 1980).

Es versteht sich, daß eine solche paßgenaue Sitzform der seitlichen Fersenbacken ausnahmslos bei einer Einlagenversorgung nach **Gipsmodell** erfolgen kann. Die einfachste Ausführung der Versorgung wäre also eine Zweibacken-Einlage nach Gipsabdruck. Je nach Wachstumsgeschwindigkeit muß die Einlage alle 6–12 Monate überprüft und erneuert werden. Für eine gute Anmodellierbarkeit und exakte Paßform empfiehlt sich ein **Kork-Leder-Aufbau** der Einlage oder die Verwendung **thermoplastischer** Materialien.

Bei den thermoplastischen Materialien ist bei dieser Versorgung mit hochgezogener Backenform besonders darauf zu achten, daß im Randbereich keine Druckstellen durch Scheuern entstehen. Aufgrund der Festigkeit des Materials ist dieses im Randbereich bei der seitlichen Verspannung unnachgiebig. Sollte eine Druckstelle im Randbereich oder unter dem Sustentaculum talare zeigen, so darf hier *nicht* einfach die seitliche Backe oder die Längsgewölbsstütze abgeschliffen werden. Wird nur Material abgetragen, so hat dies ein Nachgeben der Fußkorrektur und erneute Druckstellen zur Folge. Vielmehr muß das an Druckstellen abgetragene Material unmittelbar durch formbeständige, wenig nachgebende Schaumstoffmaterialien aufgepolstert werden. Dadurch wird die Korrekturstellung gehalten, und die Druckmaxima werden gezielt durch das weichere Material gemindert.

Die Indikation für eine **Winkelheber-Flügel-Einlage nach** *Volkmann* (Abb. 22), oder auch kurz *Volkmann*-Einlage genannt, ist gleichfalls bei einem Knick-Plattfuß zu stellen, der vom Rückfußbereich aufgerichtet werden kann (*Volkmann* 1983). Bei dieser Einlage wird die Ferse ebenfalls nach dem Backenprinzip umfaßt mit einer lateralseiti-

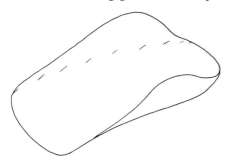

**Abb. 21** Zwei-Backen-Einlage.
Die Ferse wird durch lateral und medial hochgezogene Backen umklammert, um sie dadurch aufzurichten.

gen Backe als Gegenlager und einer medialseitigen Backe zur Aufrichtung. Die medialseitige Backe ist in zwei Anteile aufgefächert. Die Verstrebung an der Fußsohle im Metatarsalebereich spart den ersten und fünften Strahl aus. Dies geschieht mit der Absicht, die Fußsohlenmuskulatur in ihrer Aktivität möglichst unbehindert zu lassen.

Bei der Einlagenausführung ist darauf zu achten, daß die Backen an beiden Seiten eng anliegen, damit kein Korrekturverlust eintritt, und daß bei der Aufrichtung der Ferse kein direkter Druck auf das Sustentaculum talare wirken darf. Die hier verlaufenden Strukturen sind druckempfindlich. Außerdem

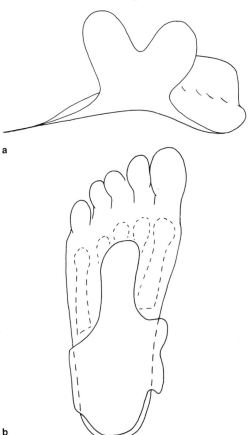

a

b

**Abb. 22a und b** Winkelheber-Flügel-Einlage (*Volkmann*-Einlage).
Die Ferse wird nach dem Backenprinzip umfaßt. Die mediale Backe ist aufgefächert und umfaßt distal das Navikulare. An der Fußsohle sind erster und fünfter Mittelfußknochen ausgespart.

sollen die unter dem Sustentaculum talare verlaufenden Sehnen nicht in ihrer Funktion zur Aufrichtung des Fußgewölbes gestört werden. Auf die Formung der Einlage, die aus einem Stück besteht und keine zusätzlichen Polsteraufsätze haben soll, ist besonders zu achten. Die in der Einlage geformte Längsgewölbsstütze darf auf keinen Fall im höchsten Punkt des Fußlängsgewölbes oder gar distal davon liegen, weil dann durch diese Erhöhung eine relative Supination des Vorfußes und damit eine weitere funktionelle Abflachung des Gewölbes eintreten würde. Im Gegenteil muß auf eine pronatorische Einstellung der Vorfußplatte hingewirkt werden, was durch eine betonte Aussparung der medialen Vorfußanteile geschehen kann. Der **höchste** Punkt der modellierten Längsgewölbsstütze muß **unmittelbar distal** des **Sustentaculum talare,** zum hinteren Flügel hin liegen.

Mitunter finden sich bei Überprüfung der *Volkmann'schen* Einlage Druckstellen im Bereich des prominenten Os naviculare unter dem vorderen Flügel. Beim Korrekturversuch darf keineswegs − in der Absicht hier eine Druckentlastung zu bewirken − lediglich diese Stelle aufgebogen werden! Geschieht das, so ist zu beobachten, daß der Fuß schon bald am Innenrand wiederum weiter austritt, und dieser Bereich erneut in Kontakt gerät. Die eigentliche Ursache für diese Druckstelle liegt vielmehr darin, daß die im hinteren Bereich der Ferse anliegenden Backen nicht eng genug fassen und die Ferse nicht richtig aufgestellt ist. Bei einer solchen Druckstelle muß also die hintere Fersenfassung nachgearbeitet werden. In hartnäckigen Fällen hat es sich bewährt, einen zusätzlichen Supinationskeil auf die Fersenauftrittsfläche zu arbeiten.

Die *Volkmann*-Einlage muß aus **Metall** oder aus einem **thermoplastisch** modellierbaren Material gearbeitet sein, das eine genügende innere Verspannung für die nötige Seitstabilität der gearbeiteten Backen aufweist. Für die exakte Paßform muß die Einlage über einem **Gipsmodell** gearbeitet werden.

Muß zusätzlich zur Aufrichtung im Rückfußbereich die Vorfußabduktion korrigiert werden, so muß dies durch einen weiteren Angriffspunkt der Einlage am äußeren Fußrand geschehen. Hierzu wird eine **Drei-Backen-Einlage** verwandt. Sie hat neben den beiden Backen im Fersenbereich eine dritte

Backe seitlich an der Tuberositas des Os metatarsale V. Nach dem Drei-Punkte-Prinzip wird hierdurch eine relative Adduktionseinstellung des Vorfußes bewirkt.

Auch diese Einlage sollte nach **Gipsabdruck** gefertigt werden, um exakt anzuliegen ohne andere Druckpunkte zu entwickeln. Als Materialien empfehlen sich ebenfalls solche mit **thermoplastischen** Eigenschaften als auch **Metall.** Die dritte Backe am Metatarsale V muß gut anmodelliert und besonders dünn gearbeitet werden, also bei thermoplastischen Materialien entsprechend dünn geschliffen werden, um möglichst wenig Raum im Schuh einzunehmen.

Das Prinzip der Drei-Punkte-Druckentfaltung kann auch mit einer **Schaleneinlage** (Abb. 23) verfolgt werden. Diese Versorgung bietet sich bei sogenannten hypermobilen Knickplattfüßen an (*Bähler* 1984; *Bordelon* 1980). Der durchgehend hochgezogene Rand sorgt für ein breitflächiges Anliegen. In den Anliegebereichen außerhalb der Drei-Punkt-Auflage erfolgt eine geringfügige, zusätzliche Druckübernahme.

Der Randbereich weist auch bei Ledermaterial ausreichende Stabilität auf. Diese Einlage kann also **auch in Kork-Leder-Technik** gefertigt werden. Die Anfertigung sollte ebenfalls nach **Gipsabdruck** erfolgen.

Muß bei der manuellen Korrektur die Supination des Vorfußes zusätzlich korrigiert werden, so ist die Indikation zur **Detorsionseinlage** nach *Hohmann* (Abb. 19) zu stellen. Der wichtigste mechanische Angriffspunkt

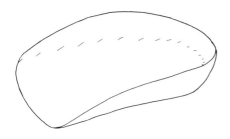

**Abb. 23** Schaleneinlage.
Der hochgezogene Rand sorgt für ein sicheres Anliegen. Durch die Randmodellierung kann die gewünschte Druckentfaltung erzielt werden.

für die Aufrichtung des Gewölbes liegt im Bereich der Ferse. Im Extremfall kann der Fuß in Ferse und Vorfußbereich gegenläufig gefaßt werden. Dies geschieht durch eine betonte Supinationsstellung der Ferse und die gleichzeitige Pronation des Vorfußes. Der Fuß wird hierdurch in sich verwrungen. Die möglichen Korrektureffekte werden somit am besten ausgenutzt.

### Stellenwert der Einlagenversorgung

Es gibt vehemente Gegner der Einlagenversorgung bei Kindern, die jegliche Einlagenversorgung apodiktisch ablehnen. Es ist richtig, daß krankengymnastische Maßnahmen nicht außer Acht gelassen werden dürfen. Es darf jedoch nicht die Gefahr verkannt werden, daß sich die Deformität bei alleiniger krankengymnastischer Behandlung weiter ausprägt. Selbst bei fleißigem krankengymnastischen Training macht die Krankengymnastik einen verschwindend geringen Anteil im Vergleich zu den langen, anhaltenden Belastungszeiten des Fußes aus.

So oft wie möglich sollte die Fußmuskulatur durch Barfußlaufen auf nachgiebigem Boden aktiviert werden. Der Einlagenversorgung kommt in der Hinsicht besondere Bedeutung zu, als sie ein Fortschreiten der Deformität verhindern und durch Korrektureffekte eine Verbesserung der Fußform bewirken kann.

Genau wie die prinzipielle Ablehnung der Einlagenversorgung beim Kind ist die kritiklose Einlagenversorgung eines jeglichen auffälligen Fußes, also auch eines physiologischen Knick-Senkfußes, fehl am Platze. Entsprechend den aufgezeigten Grenzen der physiologischen Entwicklung sollte die Therapie mit einer Einlage eine additive Maßnahme sein. Das Ziel muß stets ein muskelkräftiger, voll funktionsfähiger Fuß mit gerader Auftrittsfläche und physiologischer Beweglichkeit und Ausdauer sein, wie es *Mau* (1969) formulierte. Nach dieser Zielsetzung sollte die Therapie unter Zuhilfenahme von Einlagen stattfinden.

## 5.2.4 Lockerer Plattfuß des Erwachsenen

Beim (Knick-)Plattfuß des Erwachsenen ist zunächst ebenfalls zu prüfen, ob es sich um einen lockeren Plattfuß handelt. Wesentliches Kriterium ist, daß beim **manuellen Korrekturversuch** keine Schmerzen auftreten. Der lockere Knick-Plattfuß ist nicht aus sich heraus behandlungsbedürftig. Er ist zwar Ausdruck einer Stützgewebsinsuffizienz mit Überlastung des medialen Fußrandes und Störung des muskulär-ligamentären Gleichgewichtes des Fußes. Für therapeutische Maßnahmen sind jedoch funktionelle Auswirkungen maßgebend. Eine Therapiebedürftigkeit ist gegeben, wenn über Schmerzen im Bereich des Fußes oder an der vorderen Tibiakante geklagt wird sowie bei dem Gefühl der Ermüdung der Füße und der Einschränkung der Leistungsfähigkeit.

### Ziel der Einlagenversorgung

Der lockere Knick-Plattfuß des Erwachsenen kann mit Einlagen ausreichend behandelt werden. Die Einlagenversorgung kann **nicht** auf eine **Korrektur** der Fußform zielen. Sie hat vielmehr die Aufgabe, für eine **Belastungsminderung** im Bereich des Fußinnenrandes zu sorgen. Die Tragbelastung muß also auf die ursprünglich belastungstragenden Strukturen zum Fersenaußenbereich verlagert und das durchgetretene Längsgewölbe soll **gestützt** werden. Vorrangiges Ziel ist die Schmerzlinderung, insbesondere durch die bessere Belastungseinleitung auf den Fuß.

### Einlagenform und -materialien

Um dieses Ziel zu erreichen, genügt oft eine Einlage **ohne Randerhöhung,** die medial an der Ferse und unter dem Sustentaculum talare gut stützt.

In ausgeprägten Fällen mit deutlicher Valgusstellung, durchgetretenem Längsgewölbe und Schmerzhaftigkeit im Fußsohlen- als auch im Fußrückenbereich kann auch beim Erwachsenen die Versorgung mit einer Backeneinlage indiziert sein. Da diese Einlagenform beim Erwachsenen jedoch erhebliche Probleme bei der Schuhversorgung mit sich bringt, sollte zuvor eine gut stützende Einlage in **Halbschalenform** zur Anwendung kommen. Die Einlage sollte in der Regel nach **Gipsabdruck** gefertigt sein.

Für eine rein stützende Funktion kommt prinzipiell **jedes Material** in Frage. Soll zusätzlich ein dämpfender Effekt bewirkt werden, so empfiehlt sich das zusätzliche Einarbeiten von Schaumstoffmaterialien. Mit dieser Kombination kann bei dem gesunkenen und unelastischen Längsgewölbe ein dämpfender Effekt erzielt und die maximalen Druckkräfte beim Auftritt können reduziert werden.

## 5.2.5 Kontrakter Plattfuß

### Klinik

Bei dem **teilkontrakten oder kontrakten Plattfuß** werden oft schon anamnestisch stärkere Beschwerden angegeben. Schon einfache, kurzzeitige Belastungen werden als stark schmerzhaft und fast unerträglich beschrieben. Bei der Untersuchung fällt oft auf, daß auch die **Beweglichkeit** in den Sprunggelenken **beeinträchtigt** ist. Der Patient kann nicht oder nur wesentlich eingeschränkt auf der Fußaußenkante gehen. Häufig finden sich Druckschmerzhaftigkeiten im Bereich der Fußsohle. Ein Versuch der manuellen Korrektur der Fußform ist stets schmerzhaft.

Die ätiologischen und pathogenetischen Ursachen sind vielschichtig (*Henßge* 1976). Es können Subluxationen im Fußwurzelbereich vorliegen, oder auch Knochenbrücken, arthrotische Veränderungen und Gelenkentzündungen. Auch Lähmungen können ursächlich sein.

### Einlagenversorgung

Alle Aufrichtungsversuche, sei es auch nur mit dem Ziel der Längsgewölbsstützung, müssen streng vermieden werden, da sie nur schmerzauslösend wirken. Bei den kontrakten Formen ist eine **bettende Versorgung** anzustreben. Hierzu empfehlen sich **weiche Materialien,** die aufgrund ihrer Nachgiebigkeit für eine gleichmäßige Druckverteilung sorgen. Diese Materialien sollten eine genügende Rückstellkraft haben und auf Dauer unter der Belastung möglichst wenig zusammen sinken. Diesen Anforderungen werden verschiedene neuere Schaumstoffmaterialien gerecht. In der Rezeptur sollte die bettende Funktion der Einlage beschrieben sein.

Ein **Gipsabdruck** ist zur exakten Formbestimmung unabdingbar. Der Vermerk einer bettenden Einlage gibt den Hinweis, daß keine weitere formende Bearbeitung des Gipsmodells stattfinden soll.

## Weitergehende Versorgung

Durch die Einlagen kann nicht verhindert werden, daß Scherbewegungen im Bereich der Fußwurzel sowie im Mittelfußbereich auftreten. Sollte bei gut bettender Einlage keine zufriedenstellende Besserung erreichbar sein, so ist dies in der Regel den auftretenden **Scherbewegungen** bei der Schrittabwicklung zuzuschreiben. Um diese anzugehen, sind häufig schon ein **angeschrägter Absatz** sowie eine **Mittelfußrolle** ausreichend. Sollte die Bettung trotzdem nicht die erwünschte Wirkung entfalten können, so bleibt nur noch die Rezeptur eines **orthopädischen Maßschuhes.** Mit dem orthopädischen Schuh können Scherbewegungen am besten vermieden werden, da die spezielle Ausarbeitung der Schuhsohle, der Fußbettung und des Schaftes das Ziel einer funktionellen Einheit am besten erfüllt.

## Besonderheit des angeborenen Plattfußes

Eine Extremform des durchgetretenen Längsgewölbes stellt der angeborene Plattfuß mit vertikalem Talus dar, der wegen der **völlig konvex durchgebogenen Fußsohle** auch als Schaukelfuß, Wiegenfuß oder Tintenlöscherfuß bezeichnet wird. Bei der angeborenen Form kommen primär Redressionsgipse und -schienen zur Anwendung. Wegen der großen Rezidivhäufigkeit sind oft Operationen erforderlich.

Die normale Steh- und Gehfähigkeit ist von vornherein schon reduziert. Eine Einlagenversorgung kommt oft erst im weiteren Verlauf nach Redressionsmaßnahmen im Laufalter zur Anwendung. Sie zielt darauf ab, die Ferse medialseitig zu stützen, den Vorfuß in Pronation zu stellen und der Vorfußabduktion durch eine breitflächig ansetzende, hochgezogene Außenrandschale zu begegnen.

Die Einlagenrezeptur muß also zumindest eine **Schalenform** und einen **Vorfußpronationskeil** fordern. Ein **Gipsabdruck** ist ebenfalls unumgänglich.

Im **Kindesalter** sollte mindestens alle 6 Monate eine Einlagenkontrolle stattfinden, um die Paßform während des Wachstums zu überprüfen. Bei effektiver Einlagenversorgung sind häufig eine Rötung und Schwielenbildung im Bereich der Basis des Os metatarsale V sowie am Innenrand der Ferse zu beobachten.

Das Einlagenmaterial muß für die Versorgung des Kindes widerstandsfähig und formbeständig sein und für Nachkorrekturen sollte es gut zu bearbeiten sein. Hierzu bieten sich feste **thermoplastische Materialien** sowie **Metall** an.

Bei ausgeprägten Formen des angeborenen Plattfußes sowie postoperativ muß bedacht werden, ob nicht durch einen **orthopädischen Schuh** eine zweckmäßigere Versorgung durchgeführt werden kann.

Beim Schaukelfuß des **Erwachsenen** ist in aller Regel die Versorgung mit **orthopädischen Schuhen** notwendig. Eine bettende Einlagenversorgung wie beim kontrakten Plattfuß kann versucht werden.

# 5.3 Knickfuß

### Definition

Entsprechend der vorgenannten Definition kann als isolierter Knickfuß ein Fuß gelten, bei dem durch alleinige Korrektur der Valgität der Ferse eine regelrechte Fußform mit unauffälligem Längsgewölbe erzielt werden kann. Beim aktiv korrigierbaren Knickfuß richtet sich die Ferse beim hohen Zehenstand regelrecht auf, und das Längsgewölbe erscheint unauffällig. Bei sogar passiv nicht korrigierbarer Valgität der Ferse muß nach strukturellen Veränderungen im Rückfußbereich gesucht werden. Insbesondere ist an knöcherne Veränderungen zu denken.

### Veränderungen am Schuhwerk

Am Schuhwerk zeigt sich die Valgusstellung der Ferse in einem **außenseitigen Übertreten** der Ferse zum seitlichen Kappenrand. Je nach Schwere und Ausprägung sind die Schuhe schon nach kurzer Tragezeit im Schaftmaterial ausgetreten. Dies wird oft als erstes Symptom und Anlaß für den Arztbesuch geschildert.

### Therapie

Im Vordergrund der Behandlung des aktiv korrigierbaren Knickfußes müssen **krankengymnastische Maßnahmen** stehen. Ziel ist die Aktivierung der tiefen Unterschenkelflektoren sowie das Training des M. triceps surae, der ebenfalls die Valgität der Ferse bessern kann.

In manchen Fällen ist es hilfreich, zu niedrige Absätze zu meiden, wenn die Überlastung des Fußinnenrandes durch niedrige Absätze verstärkt wird. Dagegen kann ein leicht erhöhter Absatz die bessere Anspannung der Muskulatur unterstützen und somit therapeutisch günstig sein. In diesen Fällen bietet sich auch eine Einlagenversorgung mit vermehrter Gelenksprengung an.

### Einlagenversorgung

Die einfachste schuhtechnische Versorgung kann durch einen isolierten **Supinationskeil** für den Fersenbereich durchgeführt werden. Die Ansicht, daß ein Schrägstellen der Ferse durch einen Keil einen nachteiligen Einfluß auf das innere Längsgewölbe haben soll (*Reinhardt* 1982), kann nicht geteilt werden. Das damit verfolgte Ziel der achsgerechten Einstellung der Ferse unterstützt vielmehr die regelrechte Längsgewölbsausbildung.

Wird der Schuh im Fersenbereich nach lateral ausgetreten, so wirkt der Keil nur wie eine schiefe Ebene, und die Ferse wird weiter nach lateral verschoben. In diesen Fällen muß also zumindest eine Einlagenversorgung mit einer **äußeren Backe** erfolgen. Eine Variation der äußeren Backe stellt der sogenannte hintere Fersenflügel dar (Abb. 24). *Elsner* (1985) verfolgt mit diesem Flügel den punktuellen Gegenhalt dorsolateral am Kalkaneus, in Kombination mit der Längsgewölbsstütze zur Aufrichtung aus der Valgität. Um die Ferse besser zu fassen, empfiehlt sich die **Zwei-Backen-Einlage** mit Stütze unter dem Sustentaculum talare (Abb. 21).

Die Versorgungsmöglichkeiten mit der Helfet-Schale (Abb. 20) wurden beim Senkfuß beschrieben (S. 39).

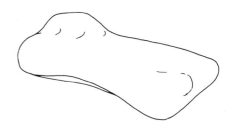

**Abb. 24** Einlage mit hinterem Fersenflügel nach *Elsner* als punktuellem Gegenhalt an der Fersenaußenseite.

## 5.4 Kalkaneus varus

Mitunter ist lediglich ein Kalkaneus varus auffällig. In diesen Fällen sollte besonders nach **neuro-muskulären Störungen** gesucht werden. Ebenso kann der Kalkaneus varus als reine **Fehlhaltung** auftreten, wenn die Belastbarkeit an der Ferseninnenseite reduziert ist. Dies kann zum Beispiel bei einer Erkrankung der Fußsohle, etwa bei druckschmerzhaften

Plantarwarzen, auftreten. Die Fehlhaltung kann ebenso durch einen unteren Fersensporn bedingt sein. Nach einer solchermaßen **antalgisch** bedingten Varisationsstellung der Ferse muß stets gesucht werden. Dabei sollte besonders das Gangbild beobachtet werden, um schmerzbedingte Ausweichbewegungen zu entdecken.

Die Versorgung ergibt sich aus der ursächlich zugrunde liegenden Störung.

# 5.5 Hohlfuß

## 5.5.1 Form- und Funktionsveränderung

### Definition

Kennzeichnend für den Hohlfuß ist eine **Überhöhung** des inneren und äußeren **Längsgewölbes** in unbelastetem wie belastetem Zustand. Die Abgrenzung gegen den Fuß mit hohem Spann kann nur vom Gesamterscheinungsbild her erfolgen. Die Übergänge von einem Fuß mit hohem Spann zum Hohlfuß sind fließend.

Der Fuß mit hohem Spann bietet keine weiteren Auffälligkeiten der Fußform und zeigt bei der Trittspur noch ein Aufliegen der äußeren Fußfläche im Bereich der Brücke. Die alleinige Veränderung des hohen Spannes sollte nicht als krankhaft bewertet werden.

Beim Hohlfuß steht das **Fersenbein in Steilstellung**, was röntgenologisch überprüft werden kann und sich klinisch bereits darin zeigt, daß die Fersenrundung im hinteren Fersenanteil vermindert ist oder fehlt. Röntgenologisch zeigt sich auch eine **Flachstellung des Sprungbeines**. Die **Knöchelgabel** ist **nach außen verdreht** und erscheint wegen der fehlenden hinteren Fersenrundung relativ nach hinten verlagert. Der Fuß ist insgesamt kürzer und gedrungener. Der **Vorfuß** steht **in Pronation** und **Adduktion**. In Abhängigkeit von der pronatorischen Aufdrehung des Vorfußes tritt der Großzehenballen tiefer und

wird zur Hauptbelastungsfläche des Vorfußes.

Ist der Ballenbereich in dieser Art vermehrt ausgeprägt, so wird auch die Bezeichnung **Ballenhohlfuß** verwendet.

Hohlfußausprägungen mit Krallenzehenstellung und unter Umständen sogar Luxationen in den Zehengrundgelenken erinnern an eine Tierklaue. Sie werden daher auch als **Klauenhohlfuß** bezeichnet.

Die **Varusstellung des Kalkaneus** kann sowohl durch Veränderungen im Bereich der Fußwurzel bedingt sein, als auch in folge der pronatorischen Aufdrehung des Vorfußes auftreten. Liegt der Varusstellung der Ferse eine Veränderung im Bereich der Fußwurzel zugrunde, so ist dies in der Regel an der mangelnden manuellen Ausgleichbarkeit der Varusstellung zu erkennen. Eine lediglich sekundäre Varität der Ferse kann dadurch auftreten, daß der pronatorisch aufgedrehte Vorfuß beim plantigraden Aufsetzen der Fußsohle eine relative Varität der Ferse bewirkt. In diesen Fällen eines scheinbaren Kalkaneus varus kann die Varität bei frei beweglichen Gelenken mühelos manuell korrigiert werden.

Unter dem aufliegenden Bereich der Fußsohle, an Vorfuß und Ferse, befindet sich eine verstärkte Beschwielung. Inneres und äußeres Längsgewöbe sind derart überhöht, daß im Zweibeinstand ein einige Millimeter dicker Stab ohne Berührung unter den Gewölben durchgeschoben werden kann.

### Trittspur

Auf der Trittspur ist die Verbindung zwischen Fersen- und Vorfußstempel erheblich vermindert oder fehlt infolge mangelnden Bodenkontaktes in diesem Bereich völlig.

### Klinik

Aufgrund des mangelnden Nachgebens der Gewölbe erscheint das Gangbild unelastisch. Durch die Pronationsstellung des Vorfußes und die relative Supination' des Rückfußes kann eine mangelnde Stabilität begründet sein, die zu gehäuftem Umknicken des Fußes nach lateral führen kann. Der Hohlfuß an sich ist in den meisten Fällen nicht leistungsgemindert. Die Patienten klagen beim Arztbesuch in der Regel über einen Schuhdruck im Bereich des hohen Spannes sowie Probleme beim Schuhkauf. Desweiteren werden vermehrte Belastungen im Vorfuß- und Fersenbereich angegeben oder gar ständige Belastungsschmerzen.

Die vermehrte Anspannung der Plantarfaszie ist nur relativ selten schmerzhaft. Sie kann eindrücklich am **Heberdentest** überprüft werden. Beim Versuch, den ersten Strahl dorsal hochzuziehen, spannt sich die Plantaraponeurose stark an.

## Ätiologie und Pathogenese

Die Ätiologie des Hohlfußes ist unklar. In einer Reihe von Fällen zeigen sich Zusammenhänge mit neurologischen Erkrankungen, so beispielsweise eine vermehrte Häufung von Spina bifida und Myelodysplasien. Ebenso kann der Hohlfuß Folge von schlaffen wie spastischen Lähmungen sein, wie progressiver Muskeldystrophie, Friedreich'scher Ataxie, Syringomyelie. Ein Muskelungleichgewicht wird bei Hohlfußformen diskutiert. Beispielsweise führt eine Schwächung der Wadenmuskulatur zu einer Kalkaneus-Steilstellung.

*Merki* (1972) und *Siguda* (1977) stufen den Hohlfuß pathogenetisch als dynamische Deformität ein. Nach der Auffassung von *Merki* ist die Ausbildung von der Muskelfunktion und nicht von der Belastung abhängig. Für die Entstehung nimmt er ein Überwiegen der gewölbebildenden Muskulatur gegenüber abflachenden Kräften als ursächlich an. Entsprechend teilt er die auf den Fuß wirkenden Kräfte in gewölbeabflachende, gewölbeerhaltende und gewölbevermehrende ein:

### Gewölbeabflachende Kräfte sind:

Das Körpergewicht, die Wadenmuskulatur, M. peroneus brevis.

### Gewölbeerhaltende Kräfte sind:

Die Gewölbekonstruktion, die plantaren Gelenkbänder, die Plantarfaszie.

### Gewölbevermehrende Kräfte sind:

Die plantaren Muskeln (Abb. 5), alle langen Fußmuskeln, die das Chopart-Gelenk überschreiten.

Entsprechend werden die eintretenden Skelettveränderungen als sekundäre Manifestation der Fehlfunktion aufgefaßt.

### Grundsätze der Therapie

Gleichgültig, ob die Ätiologie der Erkrankung geklärt werden kann oder nicht, sollte eine den Beschwerden entsprechende symptomatische Behandlung erfolgen. Auch nach Klärung der Ätiologie bleibt die Behandlung der Fußveränderungen auf symptomatische Maßnahmen konzentriert.

Krankengymnastische Übungen, wie sie zur Stärkung der Fußsohlenmuskulatur, etwa mit Greifübungen, durchgeführt werden, sind strengstens zu vermeiden. Die Therapie muß sich darauf richten, die ohnehin übermäßig ausgeprägte Fußsohlenmuskulatur zu entspannen. Daher sollten Dehnungsübungen durchgeführt werden.

## 5.5.2 Kindlicher Hohlfuß und lockerer Hohlfuß des Erwachsenen

Ein angeborener Hohlfuß ist im Gegensatz zum Plattfuß *nicht* zu beobachten. Der kindliche Hohlfuß entwickelt sich am häufigsten im Kleinkindesalter aus einem Hackenfuß.

Die Einlagenversorgung beim **kindlichen** Hohlfuß und dem **nicht kontrakten** Hohlfuß des Erwachsenen folgt dem gleichen Prinzip.

### Prinzip der Einlagenversorgung

Zur Einlagenversorgung bedient man sich der Auftrittskräfte. *Rabl* (1972) beschreibt das

Prinzip der **Streckung des Längsgewölbes** exakt: „Die Ferse liegt in einem Nest, das nach vorne so hoch ist, wie es eben noch ertragen werden kann. In diesem Nest sitzt die Ferse fest und kann nicht vorgleiten, wenn der Vorfuß auf einer schrägen Ebene nach vorne rutscht".

Dieses Prinzip muß genau eingehalten werden, wenn das Längsgewölbe gestreckt werden soll, um Fersen- und Vorfußauftrittsfläche voneinander zu entfernen. Die **Auftrittskraft** dient dazu, daß der Fuß in Längsrichtung auseinandergeschoben wird (Abb. 25). Da die Fußform in belastetem und unbelastetem Zustand unverändert ist, muß die Einlage mit der langgezogenen medialseitigen Längsgewölbsstütze schon beim Anlegen unter dem Fuß im entlasteten Zustand exakt im distalen Fersenbereich sowie im auflagenahen Bereich des I. Metatarsale anliegen. Eine solche Maßnahme ist natürlich nur möglich, wenn **keine** Kontrakturen vorliegen und durch diesen Widerstand keine zusätzlichen Verspannungen auftreten. Außerdem ist darauf zu achten, daß **keine** Supinationswirkung auf die Ferse ausgeübt wird. Im Vorfußbereich kann durch einen supinierenden Effekt eine Korrektur der vermehrten Pronationsstellung bewirkt werden.

Der Versuch, analog zum Plattfuß an der Ferse einen Pronationskeil einzusetzen, ist sinnlos. Aufgrund der relativ starren Fußplatte kann dadurch keine Torsion bewirkt werden.

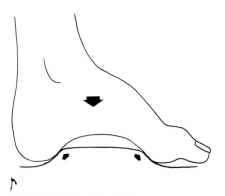

**Abb. 25** Hohlfuß-Korrektur-Einlage.
Durch die Auftrittskraft wird der Fuß über die niedrige, langgezogene mediale Längsgewölbsstütze aufgedehnt.

Die Bemühungen sind in den langgestreckten Längsgewölbskeil zu setzen, der auch an der Vorfußtorsion angreifen kann. Außerdem kann der Keil aufgrund der Streckung am inneren Fußrand auch der Vorfußadduktion begegnen.

**Einlagenmaterialien**

Während sonst für einen korrigierenden Effekt formbeständige, unnachgiebige Materialien gewählt werden, darf dies bei der Behandlung des kindlichen Hohlfußes oder des lockeren Hohlfußes des Erwachsenen auf keinen Fall geschehen. Durch einen solchen Korrekturversuch mit starren Druckpunkten spannen sich Plantarfaszie und Fußsohlenmuskulatur vermehrt gegen den Widerstand an. Dies kann bis zum Auftreten von Krallenzehen, also zur weiteren Verschlimmerung, führen. Die adäquate Einlagenversorgung sollte aus **Kork-Leder** durchgeführt werden. Dieses Material bietet ausreichende Formbeständigkeit und kommt am besten dem Prinzip der Längsgewölbsstreckung nach. Bei sicher fixiertem Fersenbereich kann sich der Vorfuß auf der schiefen Ebene ohne lokalen Druckpunkt gut nach vorne schieben.

Die Einlagenanfertigung sollte nach **Gipsabdruck** erfolgen.

**Kontrollen**

Bei Kindern muß eine engmaschige Kontrolle in Abständen von 3 bis höchstens 6 Monaten erfolgen. Dabei ist auch darauf zu achten, daß der zunehmenden Streckung des Hohlfußes kein Zukurzwerden des Schuhwerks entgegensteht. Vorsorglich sollten übergroße Schuhe gewält werden.

### 5.5.3 Kontrakter Hohlfuß

**Prinzip der Einlagenversorgung**

Die Einlagenversorgung beim **teilkontrakten** Hohlfuß des Erwachsenen kann nach dem sel-

ben Prinzip erfolgen wie beim lockeren Hohlfuß. Aufgrund der fixierten Fehlform ist die
Einlagenversorgung jedoch **nicht** auf Korrektur ausgerichtet. Entsprechend sollte die gut
anmodellierte Einlage einen **stützenden**
Effekt haben. Dadurch ist es möglich, an den
Auflagestellen der Einlagen Last zu übernehmen und die im Sinne einer dynamischen
Fehlform angespannten Strukturen der Fußsohle zu **entlasten.** Gegebenenfalls muß
zusätzlich eine gezielte Entlastung von
schmerzhaften Fußpartien vorgenommen
werden. So können beispielsweise an lokalen
Druckpunkten, etwa im Ballenbereich, zusätzlich Polster eingearbeitet werden. Bei extrem
ausgeprägten Fehlformen ist eine Schmerzlinderung und Belastungsnormalisierung oft
nur durch eine **Fußbettung** möglich.

Stets sollte darauf geachtet werden, daß die
straffen, angespannten Anteile der Plantarfaszie keinem Auflagedruck ausgesetzt sind.
Hier muß entsprechend eine **Aussparung**
bzw. **Polsterung** der Einlage erfolgen.

### Einlagenmaterialien

Für den stützenden und auch bettenden
Zweck beim teilkontrakten bzw. kontrakten
Hohlfuß des Erwachsenen eignen sich insbe-
sondere **Kork-Leder-** sowie **Schaumstoff-
Materialien.**

Zur exakten Anmodellierung sollte die Anfertigung nach **Gipsabdruck** rezeptiert werden.

## 5.6  Spreizfuß

### 5.6.1  Differentialdiagnose

Da die Formveränderung zum Spreizfuß häufig keine Beschwerden verursacht, müssen
bei Schmerzangabe im Vorfußbereich insbesondere folgende Erkrankungen differentialdiagnostisch berücksichtigt werden:

### Morbus Köhler II

Diese Osteonekrose macht sich durch eine
Druck- und Belastungsschmerzhaftigkeit unter einem Metatarsaleköpfchen bemerkbar.
Die Beschwerden treten statistisch gehäuft
unter dem zweiten Mittelfußköpfchen auf
(*Chapchal* 1986). Röntgenologisch ist die
**Deformierung des Köpfchens** mit Kalksalz-
verminderung des distalen Köpfchenberei-
ches und seitlicher Verbreiterung erst nach
einigen Wochen zu sehen. Eine szintigraphi-
sche Untersuchung kann schon im Frühstadi-
um weiterhelfen.

Die adäquate therapeutische Maßnahme
besteht in einer isolierten Entlastung während
des Schmerzintervalls v. a. in der Manifesta-
tionsphase. Im weiteren Verlauf können arthrotische Veränderungen im Zehengrundgelenk Beschwerden verursachen. Hierbei kann
diskutiert werden, ob ein operativer Eingriff
in Frage kommt oder die schmerzhafte
Zehengrundgelenksbeweglichkeit durch eine
Sohlenrolle vermindert werden soll.

### Warzen

Unter dem Vorfuß können Warzen (Verru-
cae) ebenfalls zu Beschwerden führen, die
einer Spreizfußsymptomatik ähneln. Sie sind
bei entsprechender Inspektion der Fußsohle
zu erkennen. Typischerweise machen die
**Hautlinien** bei Warzen eine bogenförmige
Aussparung um die Erhebung der Warze
(*Braun-Falco* 1984).

Eine entsprechende chirurgische oder der-
matologische Behandlung ist anzuraten.

### Schwielenabszesse

Diese Abszesse können im Bereich des Vorfußes zu diffuser Schmerzausstrahlung führen. Sie sind am ehesten durch das **Fluktuie-
ren** und die akute **Schmerzverstärkung** bei
Palpation festzustellen. Mitunter weist die
entzündliche Umgebungsreaktion auf den
Abszeß hin.

## Gelenkprozesse

Rheumatische oder andere **entzündliche** Gelenkveränderungen sind ebenfalls bei Vorfußbeschwerden zu bedenken. Bei Inspektion und Palpation fällt in der Regel die **Schwellung** im Bereich **der Gelenke** auf. Die teigige Schwellung zeigt sich insbesondere im dorsalen Gelenkbereich. Der Versuch der **Durchbewegung** der Zehen bestätigt die Schmerzlokalisation im Gelenk.

## Morton'sche Neuralgie

Bei dieser kolbenartigen Auftreibung von Plantarnerven wird von den Patienten ebenfalls ein Belastungsschmerz im Vorfußbereich angegeben. Hierbei sind die Metatarsaleköpfchen bei isolierter Tastung weniger schmerzhaft. Vielmehr findet sich eine **Schmerzhaftigkeit zwischen den Köpfchen**, wenn zangenartig von dorsal und plantar getastet wird.

Besonders auffällig ist bei der Morton'-schen Neuralgie der **Vorfußzangenschmerz**. Dabei sollten die Mittelfußköpfchen von Daumen und Zeigefinger der einen Hand plantar und dorsal umfaßt und in einer Linie gehalten werden, während mit der anderen Hand ein zangenartiger seitlicher Druck an ersten und fünftem Metatarsaleköpfchen ausgeübt wird. Dadurch werden die in einer Linie liegenden Köpfchen zusammengeschoben, gemäß dem Gaenssler'schen Handgriff (Abb. 8). Bei einer Morton'schen Neuralgie gibt der Patient bei diesem Test den Schmerz zwischen den Köpfchen an der Stelle des Neurinoms an.

## 5.6.2 Form- und Funktionsveränderung

### Definition

Der Spreizfuß ist durch ein **Absinken des vorderen Quergewölbes** des Fußes gekennzeichnet. Dadurch geraten sämtliche Mittel-

fußköpfchen **belastungstragend** in Bodenkontakt. Die Hauptbelastung ist also vom I. und V. Mittelfußköpfchen auf die mittleren verlagert. Durch das Sinken des Quergewölbes wird die physiologische Konvexität im Bereich der Zehengrundgelenke **abgeflacht** oder gar nach dorsal konkav aufgebogen. Der Vorfuß erscheint **breiter**. Die Breite allein darf jedoch kein Anhalt für einen Spreizfuß sein (*Krämer* 1977). Man denke nur an den kräftigen Vorfuß eines Athleten, der auch bei erheblicher Verbreiterung keine Spreizfußdeformierung aufweisen muß.

Ein Spreizfuß kann nie aktiv ausgeglichen werden. Es kann lediglich zwischen einem lockeren, passiv korrigierbaren und einem kontrakten Spreizfuß unterschieden werden.

### Graduierung

Eine Graduierung der Quergewölbssenkung kann am besten anhand der **Trittspur** erfolgen (Abb. 11, vgl. auch Abb. 12):

Bei **unauffälligem** Quergewölbe **(Grad 0)** liegen die **Hauptdruckpunkte** unter dem **I. und V. Mittelfußköpfchen,** während sich unter den **Köpfchen II bis IV** ein ungefähr gleichmäßiger, **geringer Druck** abzeichnet, der etwa dem der Brücke entspricht. Der Rand der Vorfußdruckfläche beschreibt um den Großzehenballen eine Kreislinie, die in umgekehrter Drehung bogenförmig zu den mittleren Mittelfußköpfchen verläuft und dann die mediale Begrenzung der Brücke bildet. Die Quergewölbsverspannung ist am Fuß auch proximal der Metatarsaleköpfchen mit dem zweiten Strahl als höchstem Punkt festzustellen. Bei frei hängendem Fuß ist lateral des Großzehenballens eine Furche zu erkennen, die vom inneren Längsgewölbe zu den Zehen verläuft. Von **dorsal** zeigt sich auch bei belastetem Fuß eine **konvexe Wölbung** zwischen den Ballen.

### Einteilung der Quergewölbssenkung von Grad I bis III:

Bei *Grad I* sind die einzelnen Metatarsaleköpfchen noch weitgehend gegeneinander verschiebbar. Unter den **Metatarsaleköpfchen II bis IV** herrscht ein etwa **gleich großer Auftrittsdruck wie unter den Ballen.** Die Metatarsaleköpfchen stehen nach **dorsal ohne Wölbung** in einer geraden Linie nebeneinander.

Während die Ballen bei Grad I noch gleich stark wie die abgesunkene Wölbung auftreten, zeichnen sich bei *Grad II* die **mittleren Metatarsaleköpfchen stärker als die Ballen** ab **oder** es liegt nur **ein Ballen mit gleichem Druck wie das gesunkene Quergewölbe** auf (s. Abb. 12).

Bei *Grad III* als schwerster Ausprägung treten die wesentlich tiefer als die Ballen liegenden **mittleren Metatarsaleköpfchen** mit **erheblich größerem Druck als die Ballen** auf. Sie sind zum **vorderen Hauptdruckpunkt** geworden und zeichnen sich mitunter einzeln ab. Das einstige Quergewölbe ist nach **dorsal deutlich konkav** gebogen.

## Zehenveränderungen

Mit dem Auseinanderweichen der Mittelfußköpfchen stellen sich sekundär Veränderungen der Zehenposition ein, die im Extremfall zum sogenannten dreieckigen Vorfuß mit **Hallux valgus** und **Quintus varus** führen. **Krallen-** und **Hammerzehenbildungen** sind häufig. Bei Platznot kann es auch zur **Reiterzehenstellung** kommen.

## Klinik

Gelegentlich sind es die sekundären **Zehenveränderungen**, die vorrangig zu Beschwerden führen. Häufig wird über Schmerzen unter den durchgetretenen Mittelfußköpfchen geklagt. Bei der klinischen Untersuchung findet sich dabei die plantare Fußsohlenverdickung mit ausgeprägten **Schwielen.** Mitunter haben sich durch die rezidivierende Belastung unter den betroffenen Mittelfußköpfchen **Bursitiden** ausgebildet. In Unverständnis der druckbedingten Schwielenbildung wird die Verhornung oft abgeraspelt, wodurch die durchgetretenen Köpfchen weiter ungeschützt dem Druck ausgesetzt sind.

Bei der **Untersuchung** kann der typische Druckschmerz unter den Mittelfußköpfchen, wie ihn der Patient nach längerem Laufen angibt, oft nicht ausgelöst werden. Besteht eine diagnostische Unsicherheit, ob die Beschwerden vom Spreizfuß herrühren, so sollte man bei Dorsalextension der Zehen von vorne in Längsrichtung auf die Metatarsaleköpfchen drücken. Diese Druckbelastung entspricht der Druckeinleitung auf das Köpfchen in der schmerzhaften Abstoßphase (Abb. 26).

Entsprechend ist beim Spreizfußschmerz eine Veränderung des **Gangbildes**, vor allem in der Abstoßphase, festzustellen. Um die Druckbelastung der schmerzhaften Metatarsaleköpfchen zu meiden, verkürzen die Patienten die Abstoßphase, indem sie den Fuß vorzeitig hochheben. Ein Abrollen mit Dorsalextension der Zehen und Abstoßen des Vorfußes wird vermieden. In extremen Fällen ist sogar eine schmerzbedingte Verkürzung der Aufliegephase und eine Verminderung der Belastung im Stand festzustellen. Die Patienten meiden dann das Stehen auf der gesamten Fußsohle und belasten auch im Stand vermehrt den Fußaußenrand.

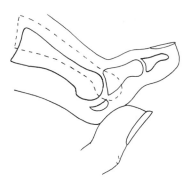

**Abb. 26** Der typische Druckschmerz der Mittelfußköpfchen beim Spreizfuß läßt sich durch frontalen Druck auf das jeweilige Köpfchen auslösen. Die Richtung der Krafteinleitung entspricht der Druckbelastung der Köpfchen in der Abstoßphase.

## Ätiologie

Nach Untersuchungen von *Rippstein* (1972) können die einzelnen Mittelfußköpfchen eine

Mehrbelastung von 10−12 kp verkraften. Grund für die Ausbildung eines Spreizfußes und die auftretenden Belastungsbeschwerden ist in der Regel eine stete Überbelastung des Vorfußbereiches.

Ein Grund für das Mißverhältnis von Belastung und Belastbarkeit kann in einer konstitutionellen Bindegewebsschwäche liegen. Die gehäufte Spreizfußausprägung bei allgemeinen Muskel- und Bandschwächen wird auf diese Weise erklärt. Oft findet sich eine solche Spreizfußausbildung in Kombination mit dem durchgetretenen Längsgewölbe eines muskelinsuffizienten Plattfußes.

Eine lokale Überbelastung kann auch durch Fußdeformitäten mit Mehrbelastung im Vorfußbereich − etwa beim Hohlfuß − oder durch sonstige unphysiologische Belastungsvermehrung − z. B. durch hohe Absätze − verursacht sein. Eine Mehrbelastung des Vorfußbereiches besteht auch beim Sport, etwa bei vermehrter Sprungbelastung oder auch bei Dauerbeanspruchung.

Nach *Gschwend* (1977) ist bei einem Minus-Index (das II. Metatarsaleköpfchen reicht weiter nach distal als das I.) die Gefahr der Überlastung der mittleren Metatarsalia und insbesondere des II. eindeutig erhöht. Mechanisch kann die Überbelastung bei einem Minus-Index dadurch erklärt werden, daß das II. und zumeist auch das III. Mittelfußköpfchen aufgrund der Überlänge in der Abstoßphase vermehrten Druckkräften ausgesetzt ist. *Lelièvre* (1971) fand die besten Voraussetzungen für die Vorfußbelastbarkeit bei einem Alignement der Metatarsalia. Damit ist das Längenverhältnis der distalen Metatarsaliaenden charakterisiert. Bei regelrechtem Alignement entspricht der Verlauf der Metatarsaleköpfchen einer bogenförmigen Linie, die vom I. zum V. Köpfchen von distal nach proximal verläuft.

## 5.6.3 Versorgungsmöglichkeiten

Durch konservative Maßnahmen kann **keine** korrigierende, d. h. gewölbeaufrichtende Wirkung erzielt werden. Bei geschwächter Fußsohlenmuskulatur wird zwar krankengymnastisch eine Aufschulung versucht, die Deformität ist dadurch jedoch nicht zu beheben.

### Prinzip der Einlagenversorgung

Eine Einlagenversorgung muß darauf abzielen, in den umschriebenen Bereichen lokaler Druckvermehrung und -empfindlichkeit eine **Druckentlastung** zu schaffen und an anderen belastungsfähigen Bereichen zu **stützen**. Dazu ist eine exakte Lokalisation der Druckbereiche erforderlich, wie dies anhand der Trittspur und durch genaues Abtasten erfolgen muß. In der Regel kann die Belastungsübernahme proximal der druckempfindlichen Köpfchen, also retrokapital, durch eine Quergewölbspelotte bewirkt werden. Je nach Druckempfindlichkeit der Metatarsaleköpfchen ist also auf eine stützende bzw. entlastende Wirkung zu zielen.

Sind die einzelnen Köpfchen noch belastbar, so daß lediglich die Belastungsspitzen reduziert werden müssen, genügt eine retrokapitale Abstützung mit verbleibender Teilbelastung der Köpfchen im Stand. Ist die Druckempfindlichkeit derart ausgeprägt, daß die Mittelfußköpfchen von jeglichem Druck befreit werden müssen, so ist neben der streng retrokapitalen Abstützung eine Entlastung der Köpfchen erforderlich. Die empfindlichen Mittelfußköpfchen sollen dann im Stand ohne Druckbelastung sein.

### Quergewölbspelotte

Stets ist die **Lage der Pelotte** besonders zu beachten. Wird sie zu weit nach distal angebracht, so drückt sie auf die ohnehin schon druckempfindlichen Metatarsaleköpfchen und wirkt damit schmerzverstärkend. Ist sie zu weit proximal lokalisiert, so zeigt sie keine Wirkung, da die Köpfchen nach wie vor in Druckbelastung sind und somit Schmerzen ausgelöst werden. Die Pelotte muß also mit ihrem Scheitel **unmittelbar hinter dem**

**betreffenden Köpfchen** am Metatarsaleschaft stützen.

Nach **distal** hin soll die Pelotte **steil** abfallen, damit das Köpfchen möglichst freiliegt. Ist sie statt dessen nach distal flach ausgezogen, so kommt das Köpfchen auf der auslaufenden Pelotte in Druckkontakt. Nach **proximal** sollte die Pelotte **flach** auslaufen, um breitflächig stützen zu können. Der Verlauf der distalen Pelottenbegrenzung richtet sich nach dem Lageverhältnis der Metatarsaleköpfchen. In der Regel erfüllen tropfen- oder nierenförmige Pelottenformen die Erfordernisse (Abb. 27). Zeigen diese Pelottenformen keinen ausreichend exakten Sitz, wie dies vor allem bei einem isolierten Tiefertreten des II. und IV. Metatarsaleköpfchen möglich ist, so kann die retrokapitale Abstützung entsprechend der Vorfußveränderung **isoliert** vorgenommen werden. Auf eine breitflächige Auflage im Bereich der mittleren Metatarsaleschäfte, deren Köpfchen angehoben werden sollen, ist zu achten.

I. und V. Metatarsaleköpfchen dürfen auf keinen Fall mit angehoben werden. Wenn sie auf dem seitlich abfallenden Pelottenanteil liegen, wird der Vorfuß durch eine derart übergroße Pelotte nur weiter auseinandergedrängt. I. und V. Mittelfußköpfchen müssen unverändert der Bodenfläche anliegen, um somit ihre belastungtragende Funktion erfüllen zu können (Abb. 28). Der Vorfuß darf auf keinen Fall weiter auseinandergedrängt werden. Bei der korrekten Pelottenversorgung sind **I. und V. Mittelfußköpfchen** belastungtragend und die mittleren Metatarsaleknochen behalten noch eine Stützfunktion bei druckentlasteten Köpfchen.

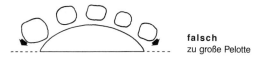

falsch
zu große Pelotte

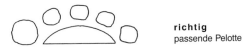

richtig
passende Pelotte

**Abb. 28** Bei zu groß gewählter Quergewölbspelotte werden die Mittelfußköpfchen wie auf einer schiefen Ebene weiter auseinander gedrängt.
Erstes und fünftes Mittelfußköpfchen müssen auf der Bodenfläche aufliegen. Die mittleren Mittelfußknochen sollen zur Druckentlastung der Köpfchen von der Pelotte gestützt werden.

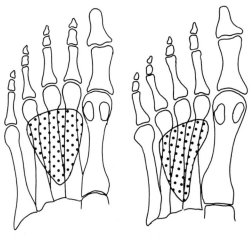

**Abb. 27** Tropfen- und nierenförmige Quergewölbspelotte.
Die Form ist gemäß dem Längenverhältnis der Mittelfußknochen zu wählen, damit die distale Begrenzung der Pelotte den Mittelfußknochen unmittelbar hinter dem Köpfchen stützt.

## Kontrollen

Klagt der Patient über fortbestehende Druckschmerzen trotz Einlagenversorgung, so sollte zunächst das Anliegen der Pelotte unter dem Fuß genau kontrolliert werden. Bei Einlagen mit Lederdecke zeigt sich oft schon nach kurzem Tragen eine Dunkelverfärbung des Leders unter druckbelasteten Stellen. Eine zu weit nach distal reichende, druckauslösende Pelotte kann so erkannt werden.

Außerdem sollte immer am Schuh kontrolliert werden, ob genügend Platz im Vorfußbereich ist, oder Druckbeschwerden durch eine schuhbedingte Vorfußeinengung hervorgerufen werden.

## Spezielle Versorgungsarten

Eine spezielle Einlage zur Spreizfußversorgung mit Aussparung der schmerzempfindlichen, tiefergetretenen Köpfchen stellt die Einlage mit **gegabeltem Vorderende** (Abb. 29) dar. Sie ist unter dem Begriff „**Detorsionseinlage mit Saxl-Sporn**" bekannt (**Marquardt** 1979). Ein medialer und ein lateraler Flügel ragen unter die belastungsstabilen Randstrahlen (I und V; I und IV, V). Die Flügel reichen jeweils bis über die Zehengrundgelenke hinaus nach vorn und verlängern somit die Randstrahlen des Fußes. Dadurch hebeln sie den Fuß in der Abstoßphase bei Entlastung der schmerzenden Metatarsaleköpfchen vom Boden ab. Die Einlage muß entsprechend aus einem **nicht flexiblen Material** gearbeitet sein. Die Flügel dürfen nur wenig über die Grundgelenke nach vorn reichen. Ansonsten werden sie vom Patienten als unangenehm empfunden, da die Möglichkeit der Zehenextension in der Abstoßphase eingeschränkt ist. Ferner ist darauf zu achten, daß die Einlage keine hebelnde Wirkung auf den gesamten Schuh hat. Dies hat ansonsten zur Folge, daß die Ferse beim Abstoßen verminderten Halt im Schuh hat und herausschlüpft.

Besteht unter sämtlichen Mittelfußköpfchen eine Druckempfindlichkeit, etwa durch Bursitiden, so kann in Ausnahmefällen eine **retrokapitale Querabstützung sämtlicher Metatarsalia** versucht werden (Abb. 30). Zu diesem Zweck wird eine breite, angehobene Abstützfläche retrokapital sämtlicher Mittel-

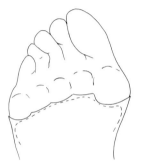

**Abb. 30** Retrokapitale Querabstützung sämtlicher Mittelfußknochen. Durch eine breite retrokapitale Abstützfläche sämtlicher Mittelfußknochen werden die Köpfchen druckentlastet.

fußköpfchen modelliert, so daß alle Köpfchen im Stand entlastet gelagert werden. Die Druckbelastung bei der Schrittabwicklung kann jedoch nicht ausgeschaltet werden. In der Abstoßphase des Fußes vom Boden kommen die Köpfchen wiederum in Bodenkontakt.

Eine weitergehende Versorgung kann mit einer **Ballenrolle** mit mechanischer Verkürzung der Standfläche und Erleichterung der Abrollung über den Vorfuß versucht werden.

Bei ausgeprägten Vorfußbeschwerden mit hochgradig druckempfindlichen Bursitiden unter den Mittelfußköpfchen ist mit einer vorwiegend retrokapitalen Abstützung keine ausreichende Linderung zu erzielen. Sehr wirkungsvoll ist bei derart ausgeprägten Veränderungen der Einsatz von **langsohligen** Einlagen. Hierbei muß zum einen der über die beschriebene Pelottenwirkung erzielte Stützeffekt genutzt werden, zum anderen kann die Weichpolsterung der entlasteten Mittelfußköpfchen eine ausgezeichnete Schmerzlinderung bewirken. Unter dieser Versorgung ist regelmäßig ein Rückgang von Bursitiden festzustellen. Während die oft älteren Patienten vor der Versorgung kaum gehen konnten, ist in der Regel bereits nach einigen Wochen die Besserung der entzündungsbedingten Beschwerden zu beobachten und eine Verbesserung der Belastungsfähigkeit der Mittelfußköpfchen zu erreichen.

Bei einer langsohligen Einlagenversorgung muß der **Schuh** im Vorfußbereich **genügend**

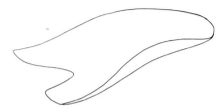

**Abb. 29** Detorsionseinlage mit Saxl-Sporn. Die schmerzempfindlichen, tiefergetretenen Köpfchen werden ausgespart. Die beiden Flügel ragen über die Zehengrundgelenke und stützen die belastungsstabilen Randstrahlen.

**Raum** aufweisen. Deswegen ist zu empfehlen, daß die Schuhe eine Nummer im Pariser Stichmaß bzw. eine halbe Nummer im amerikanischen Maß größer gekauft werden.

Die Einlage sollte aus einem **weichen** Material im Vorfußbereich bestehen. Sie kann insgesamt aus einem Schaummaterial gefertigt werden, das im Bereich der Pelotte durch Andickung oder Aufbringung eines anderen Materials genügende Festigkeit hat. Sie kann aber auch in Kork-Leder gearbeitet werden mit angesetzter weicher Vorfußverlängerung.

Die Einlage sollte nach **Trittspur** (d. h. nach Maß) gearbeitet sein, da auf der Trittspur die Druckpunkte am besten lokalisiert werden können.

### Versorgung des kontrakten Spreizfußes

Der kontrakte Spreizfuß toleriert keine passiven Korrekturversuche. Daher kann bei kontrakten Formen keine gezielte Pelottenversorgung erfolgen. Hier kann lediglich eine **weiche Bettung** vorgenommen werden. Die Bettung soll der Fußsohle im Vorfußbereich gleichmäßig angepaßt werden. Sie soll insgesamt als weiches Widerlager wirken. Entsprechend sollten langsohlige Einlagen aus weichem Material gefertigt werden.

Bei ausgeprägten Kontrakturen, die schon bei geringen Bewegungen und Druckkräften schmerzen, sollte die Einlage **nach Gipsabdruck** gearbeitet werden.

### Umfassende Schuhzurichtung

Bei ausgeprägten Bursitiden und kontrakten Spreizfüßen stößt die Einlagenversorgung an ihre Grenzen. Auch bei optimaler Pelottenversorgung und Entlastung der Mittelfußköpfchen im Stand, ist die Belastung der Köpfchen in der Abstoßphase nicht zu vermeiden. Die günstigste Versorgungsmöglichkeit für derart druckempfindliche Spreizfüße ist die **geschlossene Schmetterlingsrolle nach Marquardt mit Weichbettung und Quergewölbsabstützung** (Beratungsaus-

schuß, Abb. 31). Hat man sich bei der klinischen Untersuchung vergewissert, daß erster und fünfter Strahl belastungtragend eingesetzt werden können, so ist dies die sicherste schmerzlindernde Versorgung.

Ist auch unter I. oder V. Strahl eine Belastungsschmerzhaftigkeit zu registrieren, so kann doch mit dieser Ausführung der Schmetterlingsrolle eine wesentliche Schmerzlinderung und Verbesserung des Gangbildes erzielt werden. Durch die **Aussparung** unter

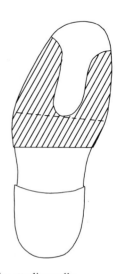

**Abb. 31a** Schmetterlingsrolle.
Aufgebrachte Sohlenfläche mit Aussparung unter den mittleren Mittelfußköpfchen, in Rollenform gearbeitet mit Rollenscheitel in Höhe der gestrichelten Linie.

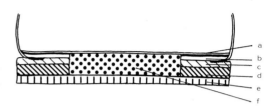

**Abb. 31b** Geschlossene Schmetterlingsrolle nach *Marquardt* mit Weichbettung.
Ursprüngliche Sohle (c) und Brandsohle (b) sind unter den mittleren Mittelfußköpfchen ausgehölt. Die aufgebrachte Sohlenfläche in Schmetterlingsform (d) ist im belassenen Bereich der Randstrahlen belastungtragend. Die Sohlenaussparung ist mit einer Weichbettung (f) aufgefüllt. Innenseitig ist die Decksohle (a) aufgelegt. Unter dem Schuh ist die Laufsohle (e) aufgebracht.

den betroffenen mittleren Metatarsaleköpfchen und die **Weichbettung** bei **retrokapitaler Abstützung** sind die Köpfchen auch beim Tiefertreten in der Abstoßphase weich gebettet. Zudem wird die Abrollung durch die eingearbeitete Mittelfußrolle auch mechanisch deutlich erleichtert. Durch den nach proximal gelegten Rollenscheitel ist der vordere **Fußhebel verkürzt**.

# 5.7 Zehendeformitäten

## 5.7.1 Krallen- und Hammerzehen

Die Deformitäten der II. bis V. Zehe können in sagitaler Ebene in Krallenzehen und Hammerzehen unterschieden werden. Die folgende Tabelle gibt einen Überblick (Tab. 1).

**Tabelle 1** Zehenfehlstellungen in der Sagittalebene

| | Krallenzehe | Hammerzehe Typ I | Typ II |
|---|---|---|---|
| im Grundgelenk | immer überstreckt, z. T. subluxiert od. luxiert | überstreckt | in Mittelstellung |
| Lage des Grundgliedes zur Längsachse des Metatarsalknochens | liegt darüber | allenfalls mäßig darüber | in der Längsachse |
| im Mittelgelenk | gebeugt | gebeugt | in Mittelstellung od. leicht gebeugt |
| Lage des Mittelgliedes zur Längsachse des Metatarsalknochens | liegt darüber | auf gleicher Höhe | auf gleicher Höhe oder leicht darunter |
| im Endgelenk | gebeugt | in Mittelstellung oder überstreckt | gebeugt |
| Lage des Endgliedes zur Längsachse des Metatarsalknochens | liegt darüber oder auf gleicher Höhe | immer darunter | immer darunter |
| mögliche Druckstellen: | | | |
| Clavus | Mittel- und Endgelenk, dorsal | Mittelgelenk, dorsal | Endgelenk, dorsal |
| Schwiele | in der Regel keine | unter der Zehenkuppe | unter der Zehenkuppe |
| Seitenansicht: | | | |

## Definition

Für **Krallenzehen** ist eine Überstreckung im Grundgelenk obligat. Trotz Beugung im Mittel- und Endgelenk stehen die Zehen meist insgesamt über der Längsachse des zugehörigen Metatarsaleknochen. Bei **Hammerzehen** ist eine Unterscheidung zu treffen zwischen Zehen, die im Grundgelenk überstreckt sind, und solchen, die im Grundgelenk in Mittelstellung stehen. Erstere sind im Mittelgelenk stark gebeugt, letztere im Endgelenk. Beiden Unterformen ist die Lage des Endgliedes unterhalb der Längsachse des Os metatarsale gemeinsam.

## Klinik

Die schmerzenden Druckstellen führen zum Arztbesuch. Bei Krallenzehen bildet sich über dem gebeugten Mittel- und Endgelenk ein Hühnerauge aus. Bei Hammerzehen entsteht entsprechend über Mittel- oder Endgelenk ein Hühnerauge und der vermehrte Druck des Endgliedes gegen die Bodenfläche führt zur Schwielenbildung unter der Zehenkuppe. Am Endglied der Krallenzehe ist in der Regel keine vermehrte Hornhautbildung festzustellen, da das Endglied in oder über der Längsachse des Metatarsale liegt.

## Pathogenese

Für die Beschwerdesymptomatik und das Erscheinungsbild ist die Genese wesentlich. Es ist selbstverständlich, daß zu kurzes Schuhwerk mit einer Raumbeengung des Vorfußes zu Zehendeformitäten führt. Ebenso wird eine Raumenge des Vorfußes durch das Tragen hoher Absätze hervorgerufen. Der Fuß rutscht dabei auf der schiefen Ebene nach vorne und die Zehen geraten unter seitlichen und frontalen Druck. Oft muß eine adäquate Beschuhung die erste Maßnahme zur Behandlung sein.

## Therapie

Leichte Zehendeformitäten können passiv annähernd korrigiert werden. Ausgeprägte Deformitäten mit Subluxationen oder Luxationen, Sehnenverkürzungen und Kapselschrumpfungen sind passiv nicht zu korrigieren. Sie sind als Formfehler anzusehen.

Solche **fixierten** Zehendeformitäten können nicht durch eine Einlagenversorgung oder andere konservative Maßnahmen behandelt werden. Ein gezieltes Ausbeulen des Schuhobermaterials oder ein Polstern in der Umgebung der Druckstellen sind Behelfsmaßnahmen. Dem Patienten muß erklärt werden, daß eine Einlage nur von der Fußsohle her wirken kann.

Handelt es sich um **passiv korrigierbare** Zehenstellungen, also leichtere Veränderungen, so kann geprüft werden, ob die Zehe sich durch retrokapital ausgeübten manuellen Druck streckt. Ist dies der Fall, kann eine Einlagenversorgung mit retrokapitaler Pelotte durchgeführt werden. Die Einlage sollte möglichst dünn gehalten werden, damit bei der schon vorliegenden Zehendeformität nicht weiterer Platz im Vorfußbereich genommen wird. Für die genaue retrokapitale Plazierung der Pelotte sollte eine **Trittspur** angefertigt werden.

Zehendeformitäten in Form von Supra- und Infraduktusstellungen oder Hallux-valgus-Ausbildungen sind durch Einlagen nicht zu beeinflussen. Handelt es sich um sekundäre Veränderungen, so hätte auch hierbei zur Vorsorge für genügenden Zehenraum gesorgt werden müssen.

## 5.7.2 Hallux valgus

Zur Prophylaxe des Hallux valgus sollte im Entstehungsstadium eine entsprechende Fußgymnastik durchgeführt werden. Eine Einlagenversorgung bringt *keine* Besserung. Das gezielte Ausbeulen des Schuhes ist eine rein symptomatische Maßnahme zur Verminderung des Druckes am Schuhobermaterial.

Unter Abwägung der Ausprägung und der Beschwerden muß die operative Korrektur bedacht werden.

### 5.7.3 Hallux rigidus

Der Hallux rigidus ist durch eine **Bewegungs-einschränkung** im Großzehengrundgelenk gekennzeichnet. Ursache hierfür ist eine Grundgelenksarthrose mit typischer Gelenk-spaltverschmälerung und meist osteophytärer Ausziehung vor allem am Metatarsale I-Köpfchen. Dorsal ist am ersten Metatarsale-köpfchen oft ein sogenannter Rosendorn tast-bar oder gar sichtbar. Die Dorsalextensions-bewegung der Großzehe beim Abstoßen vom Boden löst Schmerzen aus. Der Patient nimmt entsprechend eine Supinationshaltung des Vorfußes ein und vermeidet das Abrollen über die Großzehe.

### Therapie

Die konservative Versorgung muß darauf abzielen, die passive Dorsalextension im Großzehengrundgelenk zu verhindern. Die gelegentlich beschriebene Einlagenversor-gung in Form einer starren Verlängerung unter dem Großzehengrundgelenk ist wenig effektiv und bringt eine Reihe von begleiten-den Nachteilen mit sich. Die gesamte Fußsoh-le wird dadurch unnötig starr gehalten, und es besteht die Tendenz, daß die Ferse beim Abrollen aus dem starren Schuh gehebelt wird.

Schon aus rein mechanischen Erfordernis-sen muß zur Erleichterung des Abrollens eine Ballenrolle angebracht werden. Daher sollte als konservative Maßnahme von vornherein eine entsprechende Schuhzurichtung durch-geführt werden. Dies kann zweckmäßig mit einer **Hallux-rigidus-Rolle** (Abb. 32) mit Versteifung der Sohle und Tieferlegen der Großzehe in eine Aushöhlung im Inneren des Schuhes geschehen. Dadurch wird die Bewe-gung im Großzehengrundgelenk beim Ab-stoßen des Fußes reduziert.

Einen ähnlichen Effekt haben Clogs, da sie ebenfalls eine in sich starre Lauffläche mit Abwicklungsrolle haben und der Schuh über dem Rist gehalten wird.

Ist selbst eine minimale Bewegung nicht mehr tolerabel, so bleibt nur noch die Opera-tion.

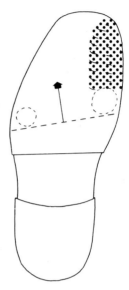

**Abb. 32** Hallux-rigidus-Rolle.
Schuhinnenseitige Aushöhlung unter der Großzehe bei unveränderter Position des ersten Mittelfußköpfchens, um die Dorsalextension im Grundgelenk zu reduzieren. Die Sohlenrolle versteift die Sohle und führt die Schritt-abwicklung durch die Scheitellage der Rolle nach außen.

## 5.8 Sichelfuß

### Definition und Differentialdiagnose

Der Sichelfuß ist durch eine **Adduktionsstel-lung des Vorfußes** gekennzeichnet. Oft besteht gleichzeitig eine vermehrte Valgität der Ferse. Differentialdiagnostisch kann ein Pes supinatus abgegrenzt werden, bei dem lediglich eine Supination des Vorfußes vor-liegt, ohne Adduktionsstellung.

Nach *Kite* (1950) zeigt sich die Fehlform des Sichelfußes in einem Drittel der Fälle bereits unmittelbar nach der Geburt. In der Mehrzahl der Fälle entsteht sie im Laufe der ersten Lebensmonate. Der angeborene Sichelfuß zeigt eine ausgeprägte Rezidivneigung.

Das Bild des Sichelfußes kann auch als Restzustand nach einer Klumpfußdeformität verbleiben. Auch können Veränderungen der Fußwurzel, wie etwa eine aseptische Osteonekrose des Os naviculare (M. Köhler I), ursächlich sein. Häufig steht die Großzehe in Form eines Hallux varus nach medial. Der Sichelfuß darf nicht mit dem Innenrotationsgang der Kleinkinder wegen vermehrter Antetorsion der Hüfte verwechselt werden.

Aufgrund der Adduktionsstellung des Vorfußes läuft auf der **Trittspur** die Längsachse des Fußes lateral der II. Zehe, was die bajonettförmige Verschiebung der Fußlängsachse bestätigt, die röntgenologisch in Erscheinung tritt (*Mau* 1985).

### Therapie

Vor dem Laufbeginn wird in der Regel eine **Gipsredression** als Korrekturmaßnahme eingesetzt. Nach Laufbeginn wird eine **Einlagenversorgung** durchgeführt sowie eine **Nachtschienenbehandlung**.

Hauptziel ist es, den Vorfuß aus der Adduktion in eine Abduktion zu drängen. Zu diesem Zweck empfiehlt sich eine **Backeneinlage nach dem Drei-Punkte-Prinzip**. Medialseitig kommt je eine Backe im Bereich der Ferse sowie proximal des Metatarsale-I-Köpfchens zu liegen. Lateral wird der Gegendruck durch eine Backe im Bereich der Tuberositas des Os metatarsale V ausgeübt (Abb. 33).

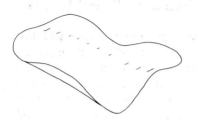

**Abb. 33** Drei-Backen-Einlage zur Sichelfußkorrektur. Nach dem Drei-Punkte-Prinzip setzt eine Backe medial an der Ferse an, eine zweite medial am ersten Mittelfußköpfchen und eine dritte lateral an der Basis des fünften Mittelfußknochen. Damit wird der Sichelfußfehlform entgegengewirkt.

Bei der Ausführung muß darauf geachtet werden, daß die vordere medialseitige Backe nicht über das Köpfchen hinaus bis zum Großzehengrundgelenk reicht. Ansonsten schränkt sie die Beweglichkeit der Großzehe ein.

Entsprechend dem Drei-Punkte-Prinzip kann auch eine Versorgung mit Einlagen in **Schalenform** (Abb. 23) vorgenommen werden.

Zur guten Anmodellierung sollte es sich um ein **thermoplastisch verformbares Material** oder **Metall** handeln. Die Einlage ist nach **Gipsabdruck** zu fertigen.

Zur Bekämpfung der Vorfußadduktion kann auch ein **Anti-Varus-Schuh** eingesetzt werden. Die Einlage bietet demgegenüber die bessere Anmodellierbarkeit und gezieltere Druckausübung.

Bei einem **kontrakten** Sichelfuß und im Erwachsenenalter ist ein Korrekturversuch mit einer Drei-Backen-Einlage fehl am Platze. Hier muß bei Beschwerden eine **stützende** oder **bettende** Einlagenversorgung vorgenommen werden.

Ist auch dies nicht ausreichend, kommt ein **orthopädischer Schuh** mit entsprechender Rollenversorgung und gearbeitetem Fußbett zum Einsatz.

Eine Korrektur der Fußform kann nur durch operative Maßnahmen erzielt werden.

## 5.9 Klumpfuß

### Definition

Beim Klumpfuß handelt es sich um eine komplexe Fußdeformität, die in verschiedene Komponenten aufgeschlüsselt werden kann. Der gesamte Fuß steht in **Spitzfußposition** und in **Varus-Stellung** (Pes-equino-varus). Der **Vorfuß** ist gegenüber dem Rückfuß vermehrt *adduziert* (adductus). Dadurch tritt eine relative Verkürzung an der Fußinnenseite auf und das **Längsgewölbe** erscheint hohlfußartig überhöht (excavatus).

# Ätiologie

In dreiviertel der Fälle ist der Klumpfuß **angeboren** (ca. 1 Promille der Neugeborenen, zwei mal mehr Jungen als Mädchen mit konstanter Geschlechtsproportion der Vererbung) (*Goldschmidt* 1927). Seltener sind **posttraumatische** Klumpfüße sowie **Lähmungsklumpfüße**. Der Lähmungsklumpfuß kann seine Ursache in einer Poliomyelitis oder auch sonstigen zentralnervösen oder allgemein neurologischen Erkrankungen haben (z.B. Myelomeningozele, Myelopathie).

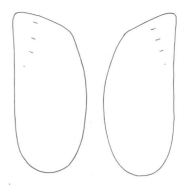

**Abb. 34a** Klumpfußeinlage nach *Imhäuser*. Durch die gebogene Innenseite und die hochgezogene Schalenform wird der Fußinnenrand aufgedehnt.

## Therapie des angeborenen Klumpfußes

Die Behandlung des kongenitalen Klumpfusses ist in der Regel eine langjährige Therapie. Bereits unmittelbar nach der Geburt wird eine **Redressionsbehandlung** durchgeführt. In ähnlicher Art wie die Redressionsbehandlung nach *Hippokrates* werden in kurzfristigen Abständen eine manuelle Redression und Gipsversorgung vorgenommen. Bei ungenügender Korrekturmöglichkeit ist der nächste Schritt eine Weichteiloperation.

Bei zufriedenstellender konservativer Therapie und nach Operationen kommen bei Kindern im weiteren Verlauf eine **Nachtschienen-** und **Einlagenversorgung** zur Anwendung. Nach dem **Drei-Punkte-Prinzip** ist medialseitig ein Hinterlappen im Bereich der Ferse sowie ein Vorderlappen im distalen Bereich des I. Metatarsale angebracht. Eine laterale Backe drückt gegen das Os cuboideum. Der Vorfuß wird lateralseitig unter dem Kleinzehenballen angehoben, während der Großzehenballen tiefer gelegt wird (Abb. 34). Die so aufgebaute Klumpfußeinlage nach *Imhäuser* (1984) zielt darauf ab, den **Fußinnenrand aufzudehnen** und der **Vorfußsupination entgegenzuwirken**. *Imhäuser* weist besonders darauf hin, daß keineswegs eine Längsgewölbsstütze angebracht werden darf, damit der Fuß nicht in Supinationsstellung gedrängt wird. Außerdem sollten Schuhe mit fester Sohle getragen werden, damit die Einlage ihre pronatorische Wirkung auf

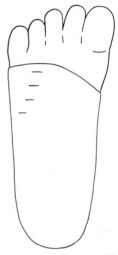

**Abb. 34b** Durch das Anheben des Kleinzehenballens und das Tieferlegen des Großzehenballens wird der Vorfußsupination entgegengewirkt.

den Vorfuß entfalten kann und sich nicht in die weiche Schuhsohle eindrückt. Diese Einlage verwirklicht als Weiterentwicklung der Klumpfußeinlagen von *G. Hohmann* und *F. Lange* (*Marquardt* 1979) das günstigste Prinzip für die Einlagenversorgung des Klumpfußes.

Wie bei der Gipsredression hängt die Wirksamkeit wesentlich von der Abduktion des Vorfußes ab. Die Vorfußabduktion ist Voraussetzung dafür, daß eine Normalisierung der veränderten Knochenlage im Rückfuß eintreten kann. Mit besserer Vorfußabduktion bessern sich die Achsverhältnisse von

Talus und Kalkaneus. Die Längsachsen können dann den nach vorne offenen Winkel einnehmen und der Taluskopf findet Platz, um sich nach medial zu senken. Als weitere Folge der besseren Einstellung wird der Druck auf das Os naviculare vermindert.

Die Einlage kann nur korrigierend wirksam werden, wenn sie genügend Druck ausübt. Eine Verhornung der Haut ist das beste Zeichen für eine gut verwirklichte Druckentfaltung. Die Einlage sollte aus **formbeständigem** Material, am besten aus **thermoplastisch** formbarem Kunststoff gefertigt sein. Die Fertigung sollte nach **Gipsmodell** erfolgen.

### Therapie des Erwachsenen-Klumpfußes

Der Klumpfuß des Erwachsenen ist dadurch gekennzeichnet, daß die Fußwurzel insgesamt verkleinert erscheint. Radiologisch finden sich in der Regel die typische Längsausrichtung von Talus und Kalkaneus und die Abflachung der Talusrolle. Das Os naviculare ist deutlich verschmächtigt und das Os cuboideum vergrößert (*Diethelm* 1973). Bei dem Formfehler liegen **kontrakte**, nicht korrigierbare Verhältnisse vor. Der **Gang** ist stampfend und hinkend. Durch die Spitzfußposition besteht ein funktioneller Beinlängenunterschied.

Bleibt die Traglinie bei der Varus-Stellung des gesamten Fußes noch innerhalb der Fußstandfläche, so bezeichnet man diese Form als **stabilen** Klumpfuß. Fällt die Traglinie dagegen weiter lateralwärts außerhalb der Fußstandfläche, so liegt ein **instabiler** Klumpfuß vor (*Rabl* 1982). Aufgrund der Belastungswirkung hat der instabile Klumpfuß die Tendenz, sich stetig weiter in Varusposition zu verändern, so daß schließlich der gesamte Fußaußenrand und Fußrücken belastungstragend werden und der Klumpfuß völlig umfällt.

Beim Erwachsenen ist bei einer Klumpfußdeformität eine **orthopädische Schuhversorgung** angeraten. Die Versorgung richtet sich im einzelnen danach, in wieweit der Klumpfuß kontrakt ist oder ein passiv korrigierbarer Lähmungsfuß vorliegt. Die **Fußbettung** hat das Ziel, die Belastung zur Fußsohle zu verteilen. Gegen das Umknicken des Fußes nach außen muß die Schuhauftrittsfläche entsprechend seitlich verbreitert werden. Die orthopädische Schuhversorgung ist zum einen notwendig, um überhaupt eine bessere Geh- und Stehbelastung zu erreichen und zum anderen, um ein weiteres Ausweichen in die Deformität zu verhindern.

## 5.10  Unterer Fersensporn

### Differentialdiagnose

Grundsätzlich kann ein plantarer Fersenschmerz vielfältige Ursachen haben. Differentialdiagnostisch sind beim unteren Fersensporn insbesondere Erkrankungen des **rheumatischen** Formenkreises auszuschließen. Einem Thromboseverdacht wird klinisch durch vergleichende Palpation der Wadenmuskelloge und durch den *Payr*-Test (*Siegenthaler* 1980) nachgegangen. Auf die zur Ferse hin ausstrahlenden Beschwerden bei einem **Tarsal-Tunnel-Syndrom** wird im Kapitel 6.2 eingegangen.

### Ätiologie

Die Beziehung des Fersenspornes zur Plantaraponeurose und der kurzen Fußsohlenmuskulatur wird auch in der neueren Literatur unterschiedlich diskutiert. So wird der dornartige Verlauf des Fersensporns im Ursprungsbereich der Plantaraponeurose und der M. flexor digitorum brevis und M. abductor hallucis beschrieben (*Witt* 1985) oder eine Periostitis, die zur Verknöcherung und zur Bursitis führt (*Hohmann* 1961), oder auch die Lokalisation des Spornes oberhalb der Sehne beobachtet mit Entwicklung einer Entzündung im Gleitgewebe zwischen Sporn und Sehne (*Thurner* 1958). Grundsätzlich kann bei dem schmerzauslösenden unteren Fersensporn von einer Ausziehung am Processus medialis tuberis calcanei ausgegangen werden.

## Klinik

Die genaue Lokalisation des Schmerzpunktes innenseitig im distalen Anteil der Fersenauftrittsfläche gelingt durch sorgsames Abtasten. In den meisten Fällen zeigt sich bei der Trittspurnahme an dieser Stelle eine lokale Hyperpression. Die typischen Fersenspornbeschwerden sind durch Druckschmerzhaftigkeit im **medialen Bereich der Kalkaneus-Auftrittsfläche** gekennzeichnet. Im Röntgenbild läßt sich nicht immer eine knöcherne Spornbildung dokumentieren. Ebenso läßt sich nicht bei allen Füßen mit einer röntgenologisch darstellbaren Fersenspornbildung eine typische klinische Symptomatik feststellen. Nach Angaben von *Grisar* (1971) haben etwa 9 % aller Füße diesen Sporn, ohne daß er Schmerzen verursacht.

Die Tatsache, daß nur bei einem Teil der röntgenologisch darstellbaren Fersensporne Beschwerden vorliegen, läßt sich mit der Beobachtung übereinbringen, daß bei einer Valgität des Kalkaneus mit Mehrbelastung der medialen Fersenauftrittsfläche Fersenspornbeschwerden auftreten.

## Einlagenversorgung

Ziel der Einlagenversorgung ist die **exakte Druckentlastung** des umschriebenen schmerzhaften Bereiches. Der Auftritts- und Belastungsdruck im Fersenbereich soll durch die Einlage auf die nicht empfindlichen Anteile verlagert werden. Durch eine solche gezielte lokale Druckentlastung kann eine völlige Beschwerdefreiheit herbeigeführt werden.

Diese gezielte Entlastung ist mit einer gesamten Weichbettung der Ferse ohne Aussparung der betroffenen Stelle nicht möglich, da dann lediglich in geringem Maße die maximalen Druckkräfte beim Auftreten im Fersenbereich gedämpft werden können, jedoch unverändert eine Belastungseinwirkung im vermehrt druckempfindlichen Bereich besteht. Aus diesem Grunde sind Versorgungen in Art eines Fersenkissens fehlindiziert. Soll die Versorgung mit einem Fersenkissen durchgeführt werden, so ist streng darauf zu achten, daß das Entlastungsprinzip korrekt verwirklicht wird. Es darf nur eine umschriebene Aussparung und Freilegung im druckempfindlichen Bereich vorgenommen werden, während die anderen Anteile belastungstragend sein müssen. Bei den gängigen Fersenspornkissen, die fabrikmäßig verkauft werden, ist dies nicht der Fall. Sie haben einen zu weit lateral (unter der Fersenmitte) lokalisierten Ausschnitt, der zudem zu groß ist. Ein Fersenkissen sollte auf jeden Fall bis zum Os naviculare reichen und nach vorn hin auslaufen.

Bei einer Tendenz des Fußes zur Belastungsschmerzhaftigkeit auf der Ferseninnenseite sollte generell eine **Einlage** mit Fersenspornaussparung rezeptiert werden, um durch eine **Stützung im Längsgewölbsbereich** und eine Entlastung am Processus medialis tuberis calcanei eine gesicherte Belastungsreduktion an der empfindlichen Fersenspornstelle zu erzielen.

Bei der Fersenspornversorgung mittels Fersenkissen oder Einlage muß also ein **belastungstragendes** Material gewählt werden. Eine Weichbettung verfehlt das Ziel einer umschriebenen Druckentlastung. Es kann lediglich im Bereich der Aussparung eine isolierte Polsterung zur Weichbettung des Spornes vorgenommen werden. Die Anfertigung sollte nach **Trittspur** erfolgen.

Wie bei jeder anhaltenden einseitigen Erhöhung bedenke man bei der einseitigen Fersenspornversorgung die möglichen statischen Verschiebungen. Bei Anzeichen von Beschwerden in den Iliosakralgelenken und im Wirbelsäulenbereich sollte stets ein entsprechender Höhenausgleich an der anderen Seite vorgenommen werden.

# 6 Spezielle Indikationen

## 6.1 Einlagenversorgung nach Frakturen und Operationen

Im weiteren Verlauf der Nachbehandlung sowohl nach Frakturen als auch Operationen am Fuß können Einlagen indiziert sein, wenn entsprechend **gestützt** oder **entlastet** werden muß. Den allgemeinen Prinzipien folgend muß der druckempfindliche Bereich entlastet und Belastung unter großflächiger Stützung auf andere Bereiche übertragen werden. Sind große Anteile belastungsschmerzhaft, so kommt nur eine großflächige, weiche, dämpfende **Bettung** zum Einsatz.

### Frakturenversorgung

Eine **weiche Bettung** wird beispielsweise in der Nachbehandlung von Fersenbeinfrakturen gewählt. Im Fersenbereich ist insbesondere auf Knochenkanten und -spitzen zu achten, die nach Bruch und nachfolgender Verknöcherung verblieben sind, sowie auf eine entstehende Fuß- oder Beinverkürzung, die ausgeglichen werden muß (*Baumgartner* 1984).

Bei umfangreichen Verletzungen muß unter Umständen auch die **Schuhsohle** umgearbeitet werden, um Auftrittskräfte durch Dämpfungselemente (z. B. Pufferabsatz, Rückfußverletzungen) zu reduzieren, um die Schrittabwicklung zu vereinfachen oder mit Versteifungen und Polsterungen einen besseren Sitz im Schaftbereich zu erzielen (*Rabenseifner* 1987). Bei speziellen Ausarbeitungen im Schaftbereich müssen in aller Regel **orthopädische Schuhe** gewählt werden.

### Operationsnachbehandlung

Alle **Narbenbereiche** sind generell weich zu polstern und zu entlasten, da hier besondere Empfindlichkeit besteht. Je nach Art des Operationsverfahrens muß der Operateur entscheiden, ob eine stützende oder eine weichbettende, entlastende Versorgung des betroffenen Bereiches hilfreich ist. So muß beispielsweise nach operativen Eingriffen im **Längsgewölbsbereich**, bei denen in der Nachbehandlungsphase die Gefahr einer dortigen Überlastung besteht, für eine **Stützung** gesorgt sein. Dadurch wird die auf das Gewölbe wirkende Belastung direkt über die stützende Einlage abgeleitet und Scherkräfte im Gewölbsbereich werden vermieden. Eine solche Einlage mit stützender Wirkung darf also nicht aus weichem, nachgiebigem Material gearbeitet sein. Sie muß ohne Druck **genau anmodelliert** im Längsgewölbsbereich anliegen und dafür sorgen, daß der auftreffende Belastungsdruck unmittelbar weitergegeben werden kann, ohne daß eine Spreizwirkung auf das Gewölbe entsteht.

Bei besonders druckbelastungsempfindlichen Bezirken nach operativen Eingriffen, beispielsweise Mittelfußköpfchenresektionen oder Osteotomien der Metatarsalia, zielt die Einlagenversorgung auf eine umschriebene **Entlastung** dieser Bezirke. Entsprechend muß die Druckbelastung auf andere Fußbereiche großflächig verteilt werden und der umschriebene Bezirk druckentlastet freigelegt oder weich gebettet werden. Gegebenenfalls müssen als ergänzende Maßnahmen Veränderungen an der **Schuhsohle** vorgenommen werden, um die Schrittabwicklung zu erleichtern.

## 6.2 Tarsaltunnel-Syndrom

### Pathogenese und Klinik

Eine **Enge** im Canalis malleolaris unter dem Retinaculum flexorum (dorsal am Innenknöchel) kann zu hartnäckigen Schmerzausstrahlungen zur Fußsohle führen. Vor allem **Ent-**

zündungen der Sehnenscheiden, des M. flexor hallucis longus und des M. flexor digitorum longus können die im Kanal verlaufenden Nerven- und Gefäßbündel in Mitleidenschaft ziehen (*Rabl* 1982). Es kann bis zu trophischen Störungen der Sohlenhaut und Paresen der Fußsohlenmuskulatur kommen. Mitunter treten vermehrt **nächtliche** Schmerzen auf. Der Schmerz kann in typischer Weise durch Druck auf den Engpaß dorsal des Innenknöchels und gleichzeitige Dorsalextension des Fußes provoziert werden.

### Differentialdiagnose

Eine **Arteriosklerose** kann differentialdiagnostisch dadurch abgegrenzt werden, daß der Schmerz bei Herunterhängenlassen des Fußes abnimmt, während er beim Tarsaltunnel-Syndrom dadurch verstärkt wird.

### Einlagenversorgung

Eine Einlage soll die Ferse **achsgerecht** einstellen – also insbesondere eine Valgusstellung des Kalkaneus beheben – und die Stellen der ausstrahlenden Schmerzen weich polstern.

Zwecks exakter Formanpassung sollten diese Einlagen nach **Gipsabdruck** gefertigt sein. Je nach Zielsetzung müssen sie zur großflächigen weichen Bettung aus einem nachgiebigen Material bestehen oder zur Kraftübernahme und gezielten umschriebenen Entlastung aus einem unnachgiebigen Material. Solche Materialien, die sich für Kombinationen unnachgiebiger und weicher Anteile eignen, bieten sich an.

## 6.3 Einlagenversorgung bei Entzündungszuständen

### Lokale Prozesse

Am Fuß kann eine Vielzahl von lokalen **Reizerscheinungen** auftreten. Rötungen und Bla-

sen entstehen schon durch Druck bzw. Scheuern. Sie sind häufiger auf nicht passendes Schuhwerk als auf eine ursächliche Fußerkrankung zurückzuführen. Bei echten lokalen **Entzündungen** – wie Bursitiden oder Plantarfaszienreizungen – ist gemäß den Prinzipien der **Ruhigstellung** und **Entlastung** eine Versorgung mit **weichbettenden** Einlagen angeraten. Einlagen haben hierbei nur als zusätzliche Therapiemittel Bedeutung. Neben weiteren antiphlogistischen Maßnahmen werden sie **symptomatisch** eingesetzt oder dienen zur Ergänzung in der weiteren Nachbehandlung.

Bei Entzündungsvorgängen bei älteren Menschen muß man sich dessen bewußt sein, daß Besserungen aufgrund des reduzierten biologischen Reaktionszustandes nur allmählich zu erreichen sind (*Rössler* 1979).

Ein eher seltenes Krankheitsbild ist die isolierte Druckschmerzhaftigkeit oder Entzündungsreaktion der Sesambeine unter dem MFK I im Sinne einer **Sesamoiditis.** Neben lokalem Druckschmerz wird eine lokale Schmerzhaftigkeit bei Dorsalextension der Großzehe unter Gegenspannen des Patienten angegeben (*Rabl* 1982). Bei der Einlagenversorgung muß für eine lokale **Druckentlastung** des betroffenen Areals der Sesambeine gesorgt werden. Dies kann in adäquater Weise mit einer **langsohligen** Einlage geschehen, die die Sesambeine ausspart und somit freilegt (Abb. 35).

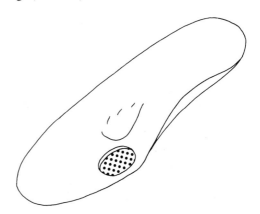

**Abb. 35** Sesamoiditis-Einlage.
Die druckempfindlichen Sesambeine werden durch eine lokale Aussparung der belastungstragenden, langsohligen Einlage freigelegt.

**Diffuse Schmerzausstrahlung**

Auch bei diffusen Schmerzen unter der Fuß-sohle, beispielsweise **Nervenirritationen** oder **Morbus Sudeck,** kann eine Einlagen-versorgung **symptomatisch** zur Schmerzlin-derung vorgenommen werden. Durch eine **Weichbettung,** die der Fußsohlenkontur nachgeformt ist, wird eine gleichmäßige Druckbelastung und ein angenehmeres Lauf-gefühl erzielt. Über diesen rein symptomati-schen Effekt hinaus, kann eine Einlagenver-sorgung hierbei nicht wirksam werden. Auch wenn diese Hilfe von den Patienten bereits dankbar begrüßt wird, müssen weitere Thera-piemaßnahmen eingeleitet werden.

Bei diesen bettenden Einlagenversorgun-gen ist eine Fertigung nach **Gipsabdruck** zur exakten Anmodellierung der Einlage erfor-derlich. Für die Bettung sollte ein **weiches** Material gewählt werden.

# 6.4 Arthrosis deformans und rheumatische Erkran-kungen

**Degenerative Gelenkveränderungen**

Arthrotische Gelenkveränderungen betreffen oft diffus die verschiedensten Fußgelenke. Liegen lediglich lokale Überlastungserschei-nungen einzelner Gelenke vor, findet man die arthrotischen Veränderungen in umschriebe-nen Bereichen. Bei Füßen älterer Menschen sind die arthrotischen Veränderungen oft prä-gend für das Erscheinungsbild des Fußes und die geäußerten Beschwerden. Beim älteren Menschen tritt eine Kumulation der während des Lebens eingetretenen Fußveränderungen auf. Daher liegen nur selten einzelne Verän-derungen vor. Meist handelt es sich um ein Beschwerdebild, das durch das Zusammen-treffen verschiedener Fußveränderungen her-vorgerufen wird (*Grifka* 1986a). Auch bei hauptsächlicher Betroffenheit einzelner Gelenke kommt es, wegen fehlender Kom-pensationsfähigkeit, häufig zur funktionellen Einsteifung von Nachbargelenken (*Rütt* 1979).

Dementsprechend sind auf einzelne Verän-derungen zielende Maßnahmen kaum mög-lich. In den meisten Fällen muß aufgrund der vorliegenden Beschwerdesymptomatik eine **weichbettende** Einlage zur Anwendung kom-men, die der Fußkontur angepaßt ist. Dies enthebt aber nicht der Verpflichtung zur sorg-samen Untersuchung des Fußes. Besonderer Wert sollte auf die **Differenzierung der Hauptbeschwerdesymptomatik** gelegt wer-den. Es sollte unbedingt herauskristallisiert werden, ob Hauptbeschwerden im Bereich der Sprunggelenke, der Amphiarthrosen, der Zehengelenke oder hauptsächlich im Bereich der Fußsohle vorliegen.

Bei einer Hauptbeschwerdesymptomatik im Bereich der **Sprunggelenke** ist eine allei-nige Einlagenversorgung unzureichend. Auf die schmerzhaften Bewegungsausschläge der Sprunggelenke bei der Schrittabwicklung hat eine Einlage keinen Einfluß. Sie kann ledig-lich dämpfend wirken und somit Belastungs-spitzen beim Auftreten mindern. Eine Ver-minderung der schmerzhaften Bewegungs-ausmaße in den Sprunggelenken kann durch eine entsprechende Zurichtung der **Schuh-sohle** oder gegebenenfalls auch durch ergän-zende Maßnahmen im **Schaftbereich** erreicht werden.

Liegt der Hauptschmerz im Bereich der **Fußwurzel,** so daß Torsionsbewegungen in den Amphiarthrosen als schmerzhaft angege-ben werden, so muß die Einlagenversorgung darauf abzielen, jegliche Torsionsbewegung zu vermeiden. Sie muß also der Fußkontur angepaßt sein und **stützend** wirken und durch eine **starre** Ausarbeitung Verwringbewegun-gen verhindern. Damit die bei der Schrittab-wicklung physiologischen Pro- und Supina-tionsbewegungen im Fußbereich für die Schrittabwicklung stattfinden können, muß eine ergänzende Zurichtung der Schuhsohle vorgenommen werden.

Bei Schmerzen bei der Bewegung der **Zehen,** was insbesondere in der Abstoßphase durch die Dorsalextension der Zehen auffällig werden kann, hilft zusätzlich zu einer **weich-bettenden** Einlage eine **Ballenrolle.**

Nur bei diffuser Schmerzsymptomatik unter der **gesamten Fußsohle** ist eine ausschließlich weichbettende Einlage indiziert. Sie muß nach der Fußsohlenkontur geformt sein und sorgt als symptomatische Maßnahme für eine allgemeine Polsterung der Fußsohle.

### Rheumatische Beschwerden

Bei rheumatischen Leiden treten meist diffuse Beschwerden am Fuß auf. Häufig liegt ein multipler Gelenkbefall mit Destruktionen in verschiedenen Bereichen des Fußes vor. Prinzipiell ist hierbei in gleicher Weise vorzugehen, wie bei der Versorgung der Füße älterer Menschen beschrieben. Es ist sorgsam zu prüfen, ob eine Hauptbeschwerdesymptomatik herauskristallisiert werden kann. Die Hauptbeschwerden stehen sodann im Vordergrund der Versorgung.

Angesichts der oft ausgeprägten Fußdeformierungen und der häufig zusätzlich vorliegenden massiven Bursitiden hat sich bei rheumatischen Leiden eine **langsohlige Weichbettung** sehr bewährt. Sie muß nach der Kontur der Fußsohle geformt sein, also nach **Gipsabdruck** gefertigt werden. Mit einer solchen Versorgung ist in der Regel ein steter Rückgang der lokalen, hyperpressionsbedingten Entzündungsherde zu beobachten. Es ist völlig davon Abstand zu nehmen, auf die ausgeprägten Deformitäten stützend oder gar korrigierend einwirken zu wollen. In den Vordergrund der Behandlung muß die Schmerzlinderung und die damit einsetzende Besserung der Bewegungsfähigkeit gestellt werden.

Dies steht im Gegensatz zu der von *Tillmann* (K., 1977) vertretenen Ansicht, daß der Rheumatiker mit einer festen Einlage versorgt werden soll. Gerade beim Rheumatiker kann angesichts fortgeschrittener Gelenkdestruktionen kein Versuch einer Fußformverbesserung mittels Einlagen unternommen werden. Die zusätzlichen Schmerzen sind dem Patienten nicht zuzumuten. Eine Einlage ist als **symptomatische** Maßnahme mit dem

Ziel der Weichbettung und Entlastung schmerzhafter Bezirke und damit insgesamt zur Besserung der Bewegungsfähigkeit zu sehen. Es kann allenfalls eine leichte Rückfußkorrektur versucht werden (*Thabe* 1984). Eine Einlage soll als additive Maßnahme bei einer systematischen Behandlung des Grundleidens dienen. Mit einer langsohligen Weichbettung sind hier die besten Ergebnisse zu erzielen.

## 6.5 Prinzipien der Einlagenversorgung bei Kontrakturen, Fibromatose und Lähmungen

Bei **Kontrakturen** liegt oft zugleich eine ausgeprägte Druckempfindlichkeit vor. Schon aufgrund der Schmerzhaftigkeit verbietet sich der Versuch, korrigierend einzuwirken. Die Einlagenversorgung hat die Aufgabe einer **weichen Bettung,** damit gegebenenfalls im Zusammenwirken mit anderen therapeutischen Maßnahmen eine Besserung der Kontraktur erreicht werden kann. Auf Kontrakturen bei Fußfehlformen wird im jeweiligen Abschnitt eingegangen.

Bei der plantaren **Fibromatose (M. Ledderhose)** handelt es sich um eine strangförmige Verdickung der Plantarfaszie mit fester Knotenbildung im medialen Anteil der Plantarfaszie (*Jäger* 1986). Bei Druckschmerzen der verhärteten Anteile kann mit einer **weichen Bettung** Linderung verschafft werden.

Ist bei **Lähmungen** neben der motorischen Funktion auch die sensible Versorgung ausgefallen, so muß besonders streng darauf geachtet werden, daß keine Druckstellen auftreten. Bei fehlender Sensibilität besteht die Gefahr, daß sich Druckstellen schnell bis zum Ulkus entwickeln, ohne daß der Patient dies selbst merkt. Mitunter ist der Patient schon aufgrund des motorischen Ausfalles in der Bewegungsfähigkeit eingeschränkt und kann seine Fußsohle ohnehin nicht inspizieren. Bei motorischen Lähmungen kann eine Einlage, besonders in Verbindung mit einer Schienenversorgung stützend und stellungskorrigierend wirken. Ein ehrgeiziger Versuch der Formkorrektur kann die Gebrauchsfähigkeit nicht steigern und sollte unterlassen werden. Grundsätzlich gilt für Lähmungen, daß eine **weiche, bettende Versorgung** vorgenommen werden soll. Bei jeder Lähmung ist darauf zu achten, ob außerdem Durchblutungsstörungen vorliegen. In diesem Fall ist bei Kältegefahr für eine entsprechende Wärmung des Fußes zu sorgen.

Bei diesen Einlagenversorgungen mit dem Ziel einer weichen Bettung ist grundsätzlich eine Fertigung nach **Gipsabdruck** zu fordern.

## 6.6 Einlagenversorgung bei Sportlern

### Sportbedingte Belastungsvermehrung

Sportler suchen nicht nur wegen Beschwerden ärztlichen Rat, sondern auch mit dem Wunsch der Leistungssteigerung. Insbesondere in der Sportschuhwerbung werden häufig mit medizinischen Begriffen eine erhöhte Belastbarkeit und Leistungsfähigkeit suggeriert. Zweifellos treten beim Sport in besonderem Maße erhöhte Belastungen auf. Entsprechend dem physikalischen Gesetz: Kraft = Masse × Beschleunigung treten im Sport große Kräfte im Fußbereich auf. Beim Laufen sind Belastungsspitzen beim Aufsetzen der Ferse (*Schuster* 1972) und beim Springen im Bereich des Vorfußes zu beobachten, ebenso wie bei allen Sportarten, die ein schnelles Antreten und Stoppen verlangen und einzelne Muskelgruppen und Fußanteile vermehrt beanspruchen (*Morton* 1930; *Resnik* 1977). Liegt zudem noch ein bremsender Bodenbelag vor, wie dies bei Kunststoff der Fall ist, so werden die auftretenden Kräfte aufgrund fehlender Rutschphase und damit fehlender Absorption erhöht wirksam (*Nigg* 1979 a, b). Mit dem Ausdruck **Kunststoff-Syndrom** sind diese speziellen Überbelastungserscheinungen zusammengefaßt. Eine Häufung des prätibialen Schmerzes läßt sich bei Fußlängsgewölbssenkungen feststellen (*Segesser* 1971; *Groher* 1976). Aufgrund übermäßiger Beanspruchung kann eine besondere Schmerz- und Verletzungsanfälligkeit auftreten (*Schoberth* 1972). Die unmittelbare Verletzungsgefahr ist bei Maximalbelastung wesentlich größer als bei Dauerbeanspruchung, bei der sich erst allmählich Veränderungen zeigen (*Mau* 1967).

### Einlagenversorgung

Um Belastungsspitzen zu mindern, kann eine zielgerichtete Einlagenversorgung sinnvoll sein. Es muß jedoch zunächst darauf hingewiesen werden, daß der normal ausgebildete und in üblicher Weise belastungsfähige Fuß für die durchschnittliche sportliche Betätigung keines zusätzlichen Hilfsmittels in Form einer Einlage bedarf. Vielmehr sollte die sportliche Belastung an der physiologischen Belastbarkeit orientiert sein. Nur in den Ausnahmefällen, in denen dem Sportler keine Einschränkung seiner sportlichen Betätigung möglich ist, kann eine Einlage aus der ausgeführten medizinischen Indikation angebracht sein.

Von einer sogenannten Konfektionseinlage, wie diese gerade für Sportler angeboten wird, muß strengstens abgeraten werden. Die Einlagenversorgung muß individuell erfolgen. Es sollte ein **flexibles** Material mit **hoher Rückstellkraft** und **Formelastizität** gewählt werden. Damit werden sowohl eine **Dämpfung** der Belastungsspitzen (*Schewior* 1984) und eine **Stützung** in belastungsgefährdeten Bereichen sowie eine genügende **Flexibilität** für die Schrittabwicklung mit Verdrehungen im Fußwurzel- und Vorfußbereich und damit eine genügende Bewegungsfreiheit gewährleistet.

Da bei einer Sporteinlage funktionsbedingt vermehrte Scherbewegungen des Fußes auf der Einlage in Längs- wie Seitrichtung vorkommen (*Spence* 1968), sollten Oberflächenmaterialien, die unter diesen Extrembeanspruchungen scheuern können, vermieden werden. Die bei Sportlern beliebten Frottee-oberflächen eignen sich gut als Einlagenbezug, da sie den Anforderungen gerecht werden.

Die Einlagenversorgung soll nach Analyse des Bewegungsablaufes in begrenztem Maße auch eine Führung geben und damit eine günstige Einstellung des Fußes gewährleisten, um der sportlichen Beanspruchung problemloser nachkommen zu können (*Hort* 1977; *James* 1973). Dieser Gedanke ist bei uns unter dem Schlagwort **„funktionelle Effizienz"** bekannt geworden (*Hlavac* 1978).

Der Schuh muß den Grundanforderungen an fußgerechtes Schuhwerk entsprechen und den funktionellen Aspekten Rechnung tragen. *Eberle* (1976) konnte zeigen, daß eine breite Fersenauftrittsfläche nicht nur Auftrittskräfte vermindert, sondern — gemessen am Achillessehnenwinkel — gleichzeitig die Stabilität des Fußes unterstützt.

Eine Leistungssteigerung darf durch eine Einlagenversorgung nicht erwartet werden. Der Sportler sollte auch nicht in diesem Glauben gelassen werden. Der Sinn dieser Einlagenversorgung liegt in der Vermeidung von Überlastungsschäden sowie belastungsinduzierter Ermüdung. In diesem Sinne kann eine gezielte Einlagenversorgung die Belastbarkeit und Leistungsfähigkeit erhalten.

# 7 Grenzen der Einlagenversorgung

Es ist selbstverständlich, daß die Wirkung einer Einlage nur begrenzt sein kann. Aufgrund der Einflußmöglichkeiten auf die Gesamtstatik kann die Einlage zwar Auswirkungen auf höher gelegene Gelenke und den gesamten statischen Aufbau zeigen, ihre **Hauptwirkung** ist jedoch auf den **lokalen Anlagebereich,** also auf die Fußsohle, ausgerichtet. Durch eine entsprechend hohe Ausarbeitung des Randes in Form von Backen oder schalenförmiger Ausziehung kann sie guten Einfluß auf die Fußstellung nehmen. Im Wachstumsalter kann die Fußform durch zielgerichtete Druckeffekte gelenkt werden. Bei Veränderungen, die sich in Form von Schmerzzuständen unter der Fußsohle zeigen, kann sie durch unmittelbare Stütz- oder Entlastungswirkung hilfreich sein. Außerdem kann eine Einlage bei vielen Störungen der Schrittabwicklung, die durch Fußveränderungen hervorgerufen sind, Abhilfe schaffen.

Bei komplexen Veränderungen der Schrittabwicklung oder auch sprunggelenksbedingten Störungen sind gezielte Schuhsohlenzurichtungen erforderlich. Durch die **Kombination** von **Einlagen mit Schuhzurichtungen** kann die Effizienz der Therapie gesteigert werden. Beispiele hierfür sind die Kombination einer Fersensporneinlage mit einem Pufferabsatz, die Kombination einer im Längsgewölbe stützenden Einlage mit einer Mittelfußrolle bei Sprunggelenksbeschwerden und Längsgewölbssenkung sowie die Kombination einer langsohligen Weichbettung mit einer Ballenrolle bei bewegungs- und druckschmerzhaften Veränderungen der Mittelfußköpfchen und der Zehen.

Eine **Schuhsohlenrolle** schränkt aufgrund der Abrollerleichterung Bewegungsbeanspruchungen der verschiedenen Gelenke ein, gleichzeitig resultiert aber auch eine Veränderung der Standfläche, was bei deutlicher Gangunsicherheit berücksichtigt werden sollte (*Grifka* 1986b).

Liegen ausgeprägtere Fußveränderungen vor, kann auch eine Kombination der Einlagenversorgung mit Schuhzurichtungen nicht mehr ausreichend sein. Als Beispiel sei hierfür der ausgeprägte, druckempfindliche Spreizfuß angeführt. Kann eine Einlage nicht mehr ausreichend stützend und entlastend angreifen, so kann durch eine entsprechend umfangreiche **Schuhzurichtung** weitergehend versorgt werden. In einem solchen Fall kann mit einer Schmetterlingsrolle nach *Marquardt* in Verbindung mit einer Quergewölbsstütze, Ausschneiden des Schuhbodens und Weichbettung der mittleren Mittelfußköpfchen eine weitreichende Schmerzlinderung erzielt werden (Abb. 31).

Liegen ausgeprägte Fußdeformitäten vor, bei denen mittels einer Einlagenversorgung keine ausreichende Stand- und Gangsicherheit erzielt werden kann, bietet die **orthopädische Schuhversorgung** die umfassendere konservative Versorgung. Dies gilt für alle aufgezeigten Fußdeformitäten.

Ist trotz schuhtechnischer Versorgung eine Schmerzpersistenz im Fußbereich festzustellen, so müssen bei weiterer Abklärung **systemische Maßnahmen** erwogen werden. Die Entscheidung zu einem **operativen Eingriff** wird immer in Abwägung der Beschwerden und der persönlichen Situation des Patienten erfolgen.

Die Wirksamkeit einer Einlage wird im wesentlichen von der zielgerichteten Indikationsstellung und ihrem biomechanischen Angriffspunkt bestimmt. Macht man sich dies bei der beabsichtigten Versorgung bewußt, so bewahrt das vor einer falschen Einschätzung.

# Literatur

*Ata-Abadi, R.:* Die Geschichte der orthopädischen Einlage. Diss. Med. Fak. Düsseldorf 1973

*Bähler, A.:* Die Einlagenversorgung des Knickfußes beim Kind und beim Erwachsenen. Orthop. Technik 35 (1984) 13–17

*Baumgartner, R.:* Die orthopädie-technische Versorgung nach Calcaneusfrakturen. Med. Orth. Tech. 104 (1984) 139–141

Beratungsausschuß der DGOT für das Orthopädieschuhmacherhandwerk: Orthopädische Zurichtung der Konfektionsschuhe. Sonderthema DGOT

*Bernau, A.:* Einlagenversorgung des kindlichen Knick-Senkfußes. Orthop. Praxis 21 (1985) 496–503

*Biener, K.:* Sporthygiene und präventive Sportmedizin. Huber, Bern 1972

*Bordelon, R. L.:* Correktion of Hypermobile Flatfoot in Children by Molded Insert. Foot and Ancle. 1 (1980) 143–150

*Braun-Falco, O., G. Plewig, H. H. Wolff.:* Dermatologie und Venerologie. Springer, Heidelberg, 3. Aufl. 1984

Bundesgesetzblatt v. 9. Feb. 1972: Verordnung über das Berufsbild und über die Anforderungen in der Meisterprüfung für das Orthopädiemechaniker-Handwerk vom 3.2.1972.

Bundesgesetzblatt vom 9. Feb. 1972: Verordnung über das Berufsbild und über die Anforderungen in der Meisterprüfung für das Bandagisten-Handwerk vom 3.2.1972.

*Camper, P.:* Abhandlung über die beste Form der Schuhe. 1781. (neu hrsg. v. *W. Thompsen,* Barth, Leipzig 1939)

*Chapchal, G., D. Jaster:* Orthopädie im Kindes- und Jugendalter. Barth, Leipzig 1986

*Chapchal, G.:* Orthopädische Krankenuntersuchung. Enke, Stuttgart 1971

*Debrunner, H. U.:* Statik und Dynamik des Fußes. Das normale Gehen. In: *R. Baumgartner:* Die orthopädie-technische Versorgung des Fußes. Thieme, Stuttgart 1972, 21–26

*Debrunner, H. U.:* Orthopädisches Diagnostikum. Thieme, Stuttgart, 3. Aufl. 1978

*Debrunner, H. U.:* Statische Anatomie und Gelenkmechanik des Fußes. Orthop. Praxis 16 (1980) 422–426

*Deutscher Handwerkskammertag:* Orthopädieschuhmacher. Neue Gildefachverlag, Alfeld/Leine, 1984

*Diebschlag, W., V. Mauderer, W. Nolker, W. Müller-Limmroth:* Der Fuß im Schuh. Schuh-Technik + abc 74 (1980) 83–88

*Diebschlag, W., W. Müller-Limmroth, H.-R. Beierlein:* Die Komponenten der resultierenden Kraft unter der Fußsohle des Menschen beim Gehen. Das Leder 28 (1977) 202–209

*Diethelm, L.:* Handbuch der medizinischen Radiologie. Bd. V, Röntgendiagnostik der Skeletterkrankungen. Springer, Berlin 1973

*Dorian, R.:* Welches Material für welche Stützeinlagen? Orthop. Praxis 23 (1987) 928–931

*Dubois, J. P.:* Der Fuß, der Gang und das Schuhwerk. Physiotherapie 66 (1975) 459–465

*Eberle, G., D. Frey:* Fußinsuffizienzen und Schuheinlagen. Diplomarbeit der ETH Zürich 1976

*Eichler, J.:* Dermatomykosen der Füße. In: *G. Imhäuser:* Der Fuß. Praktische Orthopädie, Vordruckverlag, Bruchsal 1979, 347–359

*Elsner, W.:* Die Einlage mit dem hinteren Fersenflügel. Orthop.-Schuhtech. 37 (1985) 222–224

*Fischer, O.:* Der Gang des Menschen. 5. Teil. Abh. math. phys. Klasse Königl.-Sächs. Ges. Wissenschaft 28 (1903) 321–428

*Fuchs, R.:* Deutsche Übersetzung der Werke des Hippokrates, De Articulis. 1900 Zit. n. *B. Valentin:* Geschichte der Orthopädie. Thieme, Stuttgart 1961

*Goldschmidt, R.:* Physiologische Theorie der Vererbung. Springer, Berlin 1927

*Goymann, V., J. Haasters:* Die funktionelle Behandlung des kindlichen Knick-Senkfußes mit der Helfet-Schale. Orthop. Praxis 12 (1976) 77–80

*Graf, E., B. Mebes:* Hygiene in der Fußbekleidung. Schuh-Technik + abc 73 (1979) 178–185

*Grifka, J., B. Hochbruck:* Verbreiterung von Fußerkrankungen im Alter. Schuh-Technik + abc 80 (1986) 821–823

*Grifka, J.:* Torsionswirkungen der Schuhsohlenrolle. Z. Orthop. 124 (1986) 772–774

*Grifka, J.:* Die Trittspur als diagnostisches Hilfsmittel – Hinweise zur Durchführung und Auswertung. Med. Orth. Tech. 108 (1988) 228–231

*Grifka, J.:* Kontrollierte Studie zum Vergleich von Kork und Metall für die Einlagenversorgung. Vortrag auf der 37. Jahrestagung der Verein. Süddt. Orthopäden 29.4.1989

*Grisar, G.:* Der Fußschmerz. Diagnostik 4 (1971) 14–17

*Groher, W.:* Der menschliche Fuß und seine Belastung im Hochleistungssport. Leistungssport 6 (1976) 53–54

*Gross, R., Schölmerich, P.:* Lehrbuch der Inneren Medizin. Schattauer, Stuttgart, 5. Aufl. 1977

*Gschwend, N., M. Barbier, W. R. Dybowski:* Die Vorfußkorrektur – Häufigkeit und Bedeutung der Zehen- und Metatarsaleindices. Arch. orthop. Unfall-Chir. 88 (1977) 75–85

*Hackenbroch, M., A. Witt:* Orthopädisch-Chirurgischer Operationsatlas. Bd. 5, Thieme, Stuttgart 1973

*Hägeli, W.:* Prinzipien der Einlagenversorgung. In: *R. Baumgartner:* Die orthopädietechnische Versorgung des Fußes. Thieme, Stuttgart 1972, 42−43

*Hardt, H. O.:* Anforderungen an Verordner, Verordnung und Produkt bei der Einlagenversorgung. Vortrag auf der 32. Jahrestagung der F.O.T., Bremen am 08.10.1988

*Helfet, A. J.:* A new way of treating flat feet in children. Lancet I (1956) 262−264

*Henßge, J.:* Lockerer und kontrakter Plattfuß. Therapiewoche 26 (1976) 3193−3207

*Henkel, J.:* Aktuelle Schaumstoffverarbeitung in der Orthopädie-Schuhtechnik. Orthop.-Schuhtech. 35 (1981) 548−550

*Hlavac, H. F.:* The Foot Book. Inc. World Publications, Mountain View 1977

*Hlavac, H. F.:* Good Shoes for Bad Feet. J. Podiatry Association, 68 (1978) 248−251

*Hohmann, G.:* Fuß und Bein. Bergmann, München, 4. Aufl. 1948

*Hohmann, G., M. Hackenbroch, K. Lindemann:* Handbuch der Orthopädie. Bd. 4, Teil 2, Thieme, Stuttgart 1961

*Hohmann, G., R. Uhlig:* Orthopädische Technik. Enke, Stuttgart 1982

*Hort, W.:* Die Belastung des Fußes beim Leistungssportler; präventive Maßnahmen und Therapie. Sportarzt und Sportmedizin 28 (1977) 118−122

*Imhäuser, G.:* Die Behandlung des idiopathischen Klumpfußes. Enke, Stuttgart 1984

*Jäger, M. C. J. Wirth:* Praxis der Orthopädie. Thieme, Stuttgart 1986

*James, S. L., C. E. Brubaker:* Biomechanics of Running. Orthop. Clin. North Am. 4 (1973) 605−616

*Johnson, G. R.:* The effectiveness of shock-absorbing insoles during normal walking. Prosthetics and Orthotics Intern. 12 (1988) 91−95

*Kirsten, H.:* Abhängigkeit der Einlagenversorgung von der Fußform. Orthop.-Schuhtech. 34 (1980) 345−358

*Kite, J. H.:* Congenital metatarsus varus. (J. Bone Jt. Surg. 32-A (1950) 500

*Kite, J. H.:* Congenital metatarsus adductus. J. Bone Jt. Surg. 59-A (1967) 388

*Klenerman, L.:* The Foot and its Disorders. Backwell, Oxford 1976

*Krämer, J.:* Formabweichungen und Schmerzen am Fuß. Der informierte Arzt 5 (1977) 20−37

*Krämer, J.:* Orthopädie. Springer, Berlin, 2. Aufl. 1989

*Krasnow, B. J.:* Die Bewertung hygienischer Eigenschaften von Schuhen aus synthetischen Materialien. Schuh-Technik + abc 72 (1978) 185−188

*Krenz, L., HJ. Stope:* Pes equino-varus congenitus. In: *G. Hohmann, M. Hackenbrock, K. Lindemann:* Handbuch der Orthopädie. Thieme, Stuttgart 1961, 788−803

*Kummer, B.:* Die Torsion der unteren Extremität, ihre Entstehung und funktionelle Bedeutung. Verh. Dtsch. Orthop. Ges. 1961 (49. Kongress), Zürich

*Lang, J., W. Wachsmuth:* Praktische Anatomie. Bd. 1, T 4: Bein und Statik. Springer, Berlin 2. Aufl. 1972

*Lelievre, J.:* Pathologie du pied. Masson, Paris 1971

*Mäder, G.:* Ganguntersuchungen mit Hilfe der Mehrkomponenten-Meßplattform. Med. Orth. Tech. 97 (1977) 172−173

*Maier, E.:* Der nicht-behandlungsbedürftige Kinderfuß. Z. Orthop. 105 (1969) 565−576

*Maier, E.:* Die Grenzen des normalen und die Beurteilung der Fehlhaltungen beim Fuß des Kindes. Der öffentliche Gesundheitsdienst 23 (1961) 139−151

*Marquardt, W.:* Die konservative Behandlung des Klumpfußes. Med. Orthop. Tech. 94 (1974) 157−161

*Marquardt, W.:* Die theoretischen Grundlagen der Orthopädie-Schuhmacher. Maurer, Geislingen, 1965

*Marquardt, W.:* Orthopädische Schuhe und Einlagen. Orthopädie 8 (1979) 310−326

*Matthiass, H. H., H. Theyson:* Meßmethoden zur Erfassung von Form und Funktion des Fußes. In: *G. Imhäuser:* Der Fuß. Praktische Orthopädie, Vordruckverlag, Bruchsal 1977, 131−140

*Matzen, P. F.:* Lehrbuch der Orthopädie. Bd. 1 und 2, VEB Volk und Gesundheit, Berlin, 3. Aufl. 1982

*Mau, H.:* Der behandlungsbedürftige Kinderfuß. Z. Orthop. 105 (1969) 576−591

*Mau, H.:* Grenzen des normalen und Anfänge des pathologischen Kinderfußes. Orthop. Praxis 21 (1985) 435−443

*Mau, H.:* Sportbedingte chronische Schäden am Stütz- und Bewegungsapparat. Hefte für Unfallheilkunde, Springer 1967, 136−148

*Merki, A.:* Der Hohlfuß. In: *R. Baumgartner:* Die orthopädietechnische Versorgung des Fußes. Thieme, Stuttgart 1972, 72−75

*Möhler, E.:* Zur Gestaltung und Benutzung von fußgerechtem Schuhwerk. Dtsch. Gesundh.-Wes. (1965) 153−156

*Morscher, E.:* Die mechanischen Verhältnisse des Hüftgelenkes und ihre Beziehungen zum Halsschaftwinkel und insbesondere zur Antetorsion des Schenkelhalses während der Entwicklungsjahre. Z. Orthop. 94 (1958) 374−394

*Morton, D. J.:* Structural Factors in Static Disorders of the Foot. Am. J. Surg. 9 (1930) 315−328

*Mumenthaler, M., H. Schliack:* Läsionen peripherer Nerven − Diagnostik und Therapie. Thieme, Stuttgart, 5. Aufl. 1987

*Nigg, B. M.:* Biomechanische Überlegungen zur Belastung des Bewegungsapparates. 3. Heidelberger Orthopädie Symposium, 12.−14. Sept. 1979

*Nigg, B. M., J. Denoth:* Bodenbeläge für Sporteinlagen. Das Gartenamt 28 (1979) 703−710

*Pauwels, F.:* Gesammelte Abhandlungen zur funktionellen Anatomie des Bewegungsapparates. Springer, Berlin 1965

*Puff, A., B. Rosemeyer:* Das Verhalten des Fußlängsgewölbes beim normalen Gehakt (Röntgenkinemotographische Untersuchung zur Gelenkmechanik). Geg. Morph. Jahrbuch 105 (1963) 274−291

*Rabenseifner, L.:* Orthopädische Schuhzurichtung bei Zustand nach Fersenbeinfrakturen. Orthop. Praxis 23 (1987) 830—832

*Rabl, C., W. Nyga:* Orthopädie des Fußes. Enke, Stuttgart, 6. Aufl. 1982

*Regenspurger, G.:* Spezielle Pathologie für Orthopädieschuhmacher. VEB Volk und Gesundheit, Berlin, 2. Aufl. 1979

*Regnauld, B.:* The Foot. Springer, Berlin 1986

*Reinhardt, K.:* Knickfußeinlagen — mit schräger Ebene? Orthop.-Technik 33 (1982) 69—71

*Resnik, S. S., L. A. Lewis, B. H. Cohen:* The Athlete's Foot. Cutis 20 (1977) 351—355

Richtlinien des Bundesausschusses der Ärzte und Krankenkassen über die Verordnung von Heilmitteln und Hilfsmitteln in der kassenärztlichen Versorgung vom 26.02.1982 mit Änderungen vom 29.11.1983 und 10.12.1985 (BAnz. Nr. 125/82; 31/84 u. 60a) Stand 1. Juli 1986

*Rieger, H. J.:* Verweisung von Patienten an bestimmte Orthopädie- und Optikergeschäfte. Dtsch. med. Wschr. 106 (1981) 1110—1111

*Rippstein, J.:* Grundsätzliches zur technopädischen Versorgung des Fußes. In: *R. Baumgartner:* Die orthopädietechnische Versorgung des Fußes. Tieme, Stuttgart 1972, 39—42

*Rössler, H.:* Der Fuß des alten Menschen. In: *G. Imhäuser:* Der Fuß. Praktische Orthopädie. Vordruckverlag, Bruchsal 1979, 87—93

*Rütt, A., M. Spranger:* Der arthrotische Fuß. In: *G. Imhäuser:* Der Fuß. Praktische Orthopädie Vordruckverlag, Bruchsal 1979, 297—306

*Schanz, A.:* Fortschritte in der Behandlung der Insuffizientia pedis. Dtsch. med. Wschr. 28 (1902) 754

*Schanz, A.:* Praktische Orthopädie. Springer, Berlin 1928

*Schewior, H.-L., Th. Schewior:* Impuls- und schwingungsmechanische Betrachtungen zu orthopädischen Einlagen. Med.-Orth. Tech. 104 (1984) 132—134

*Schilling, F. W.:* Einlagen und Schuhzurichtungen. Praxishilfen, Heft 6. Kirchheim, Mainz 1984

*Schilling, F. W.:* Der Einfluß der Stellung des oberen Sprunggelenkes und des Bewegungsausmaßes in den Sprunggelenken auf die Form des medialen Längsgewölbes beim Kind. Orthop. Praxis 21 (1986) 460—465

*Schmidt, H. R.:* Der Spreizfuß. In: *R. Baumgartner:* Die orthopädietechnische Versorgung des Fußes. Thieme, Stuttgart 1972, 63—66

*Schnelle, H. H.:* Längen-, Umfangs- und Bewegungsmaße des menschlichen Körpers. Barth, Leipzig 1955

*Schoberth, H.:* Die Leistungsprüfung der Bewegungsorgane. Urban und Schwarzenberg, München 1972

*Schoberth, H.:* Sportmedizin. Fischer, Frankfurt 1977

*Scholder, P.:* Funktionelle Anatomie und Biomechanik des Fußes. In: *R. Baumgartner:* Die orthopädietechnische Versorgung des Fußes. Thieme, Stuttgart 1972, 1—15

*Schönbauer, H. R., E. Polt, F. Grill:* Orthopädie — Methodische Diagnostik und Therapie. Springer, Wien 1980

*Schüller, J.:* Leitfaden der Orthopädischen Krankheiten. Barth, München, 14. Aufl. 1959

*Schulze, W.:* Handbuch des Orthopädie-Schuhmachermeisters. Maurer, Geislingen 1949

*Schuster, R. O.:* Podiatry and the Foot of the Athlete. J. Am. Podiatry Association 62 (1972) 465—468

*Segesser, B.:* Zu orthopädischen Problemen im Sport. Schweiz. Zeitschr. Sportmed. 19 (1971) 151—164

*Siegenthaler, W.:* Differentialdiagnose innerer Krankheiten. Thieme, Stuttgart 1980

*Siguda, P. F.:* Der Hohlfuß. Therapiewoche 27 (1977) 930—937

*Spence, W. R., A. N. Shields:* New Insole for Preventage of Athletic Blisters. J. Sports Med. 8 (1968) 177—180

*Spitzy, H.:* Der Pes planus. Z. Orthop. 12 (1904) 777

*Thabe, H.:* Die Behandlung des rheumatischen Vorfußes. In: *W. Heipertz:* Das Kind in der orthopädischen Praxis. Praktische Orthopädie Bd. 14. Stork Druck u. Verlag, Bruchsal 1984, 385—393

*Thurner, J., V. Boni:* Klinik, Entstehung und Behandlung der Fersensporne. Z. Orthop. 89 (1958) 161

*Tillmann, B.:* Beitrag zur funktionellen Anatomie des Fußes. Orthop. Praxis 13 (1977) 504—509

*Tillmann, K.:* Der rheumatische Fuß und seine Behandlung. Enke, Stuttgart 1977

*Timm, H.:* Kinderschuhe. In: *G. Imhäuser:* Der Fuß. Praktische Orthopädie. Bd. 9, Vordruckverlag, Bruchsal 1979, 105—118

*Timm, H.:* Sinn und Unsinn von Einlagen. Deutsches Ärzteblatt 77 (1980) 2849—2853

*Volkmann, von, R., A. Bernau, W. Rebstock:* Behandlung des kindlichen Knickfußes mit der Winkelhebel-Flügeleinlage. Med. Orth. Tech. 103 (1983), 34—35

*Weil, S., U. H. Weil:* Mechanik des Gehens. Thieme, Stuttgart 1966

*Wenger, R.:* Einlagentechnik heute. Vortrag auf der 32. Jahrestagung der F.O.T., Bremen 08.10.1988

*Witt, A. N., H. Rettig, K. F. Schlegel:* Orthopädie in Praxis und Klinik. Band VII, Teil 2. Thieme, Stuttgart 1985

# Sachregister

# Bücherei des Orthopäden

**Band 54**

## Das Amputations-neurom

Untersuchungen zur Genese,
Prophylaxe und Therapie

Von *A. K. Martini*

1988. VIII, 81 S., 68 Abb.,
davon 7 farbig, 8 Tab.,
kart. DM 52,–
(Vorzugspreis DM 46,80*)
ISBN 3 432 97541 4

**Band 53**

## Osteonekrosen der Metatarsaleköpfchen

Diagnose, Differentialdiagnose
und Therapie

Von *H. Zollinger*

1988. VIII, 92 S., 163 Abb.,
davon 4 farbig, 8 Tab.,
kart. DM 64,–
(Vorzugspreis DM 57,60*)
ISBN 3 432 97201 6

**Band 52**

## Atlas und Lehrbuch der Schultersonografie

Von *A. Hedtmann/H. Fett*

1988. X., 144 S., 120 Abb., 8 Tab.,
kart. DM 68,–
(Vorzugspreis DM 61,20*)
ISBN 3 432 97021 8

**Band 51**

## Orthopädische Biomechanik

Von *G. V. B. Cochran*
Übersetzt von A. Pon

1988. VIII, 232 S., 530 Abb.,
kart. DM 98,–
(Vorzugspreis DM 88,20*)
ISBN 3 432 96481 1

**Band 50**

## Pfannenrekonstruktion bei Hüftdysplasie

Indikation, Technik, Spätergebnisse und
Komplikationen bei Osteotomien nach
Salter und Pemberton

Von *J. Heine/C. Felske-Adler/
P. v. Recklinghausen*

1987. X, 110 S., 49 Abb., 54 Tab.,
kart. DM 44,–
(Vorzugspreis DM 39,60*)
ISBN 3 432 96141 3

**Band 49**

## Biomechanik des Fußes

Von *H. U. Debrunner*

1985. VIII, 135 S., 96 Abb., 19 Tab.,
kart. DM 60,– (Vorzugspreis DM 54,–*)
ISBN 3 432 95171 X

* Bezieher der „Zeitschrift für Orthopädie"
erhalten alle Bände zum Vorzugspreis

Preisänderungen vorbehalten

# Ferdinand Enke Verlag Stuttgart